Radiodiagnostische Übungen

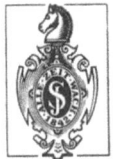

Auguste Wackenheim

Röntgendiagnostik der Wirbel des Erwachsenen

125 diagnostische Übungen für Studenten und praktische Radiologen

Mit 250 Abbildungen

Springer-Verlag
Berlin Heidelberg New York 1983

Professor Dr. AUGUSTE WACKENHEIM
Hospices Civils de Strasbourg
Centre Hospitalier Régional
Service de Radiologie I
1, Place de l'Hôpital
F-67091 Strasbourg Cedex

ISBN-13: 978-3-540-11865-7 e-ISBN-13: 978-3-642-68772-3
DOI: 10.1007/978-3-642-68772-3

CIP-Kurztitelaufnahme der Deutschen Bibliothek

Wackenheim, Auguste:
Röntgendiagnostik der Wirbel des Erwachsenen :
125 diagnost. Übungen für Studenten u. prakt. Radiologen /
Auguste Wackenheim. - Berlin ; Heidelberg ; New York : Springer, 1982.
(Radiodiagnostische Übungen)
Engl. Ausg. u.d.T.: Wackenheim, Auguste: Radiodiagnosis of the vertebrae in adults. -
Franz. Ausg. u.d.T.: Wackenheim, Auguste: Radiodiagnostic des vertèbres de l'adulte

Das Werk ist urheberrechtlich geschützt. Die dadurch begründeten Rechte, insbesondere die der Übersetzung, des Nachdruckes, der Entnahme von Abbildungen, der Funksendung, der Wiedergabe auf photomechanischem oder ähnlichem Wege und der Speicherung in Datenverarbeitungsanlagen bleiben, auch bei nur auszugsweiser Verwertung, vorbehalten.
Die Vergütungsansprüche des § 54, Abs. 2 UrhG werden durch die ,Verwertungsgesellschaft Wort', München, wahrgenommen.
© by Springer-Verlag Berlin Heidelberg 1983

Die Wiedergabe von Gebrauchsnamen, Handelsnamen, Warenbezeichnungen usw. in diesem Werk berechtigt auch ohne besondere Kennzeichnung nicht zu der Annahme, daß solche Namen im Sinne der Warenzeichen- und Markenschutz-Gesetzgebung als frei zu betrachten wären und daher von jedermann benutzt werden dürften.

Das Röntgen, glücklicherweise.......

Und ich habe die schwierigste von allen Spezialitäten gewählt: die Kinder; sie können nichts sagen, und wenn sie etwas sagen, betrügen sie einen. Da ist man wirklich alleine im Zwiegespräch mit dem gesuchten Übel... Das Röntgen, glücklicherweise... Heutzutage sollte ein „fertiger" Arzt auch selbst röntgen und operieren. Sofort nach meinem Staatsexamen: Röntgenpraktikum... Und später, neben meiner Praxis: eine Röntgenwerkstatt... Mit einer Schwester... Oder eher einem Gehilfen... mit einer Bluse... In der Sprechstunde, jeder halbwegs „seriöse" Fall, hopp: geröntgt...
«Was bei Thibault Vertrauen erweckt, ist, daß er immer mit einer Röntgenuntersuchung beginnt...»

R. Martin du Gard
(Nobelpreis für Literatur, 1937)
Les Thibault, „Le Pénitencier",
NRF, Paris 1922

Inhaltsverzeichnis

Einleitung 1

1. Teil: Röntgenbilder 3

2. Teil: Text und Schemata 101

Sachverzeichnis 175

Einleitung

Dieses Buch soll dem Anfänger und demjenigen dienen, der seine Kenntnisse in der elementaren Röntgendiagnostik der Wirbelsäule auffrischen will. Es wird hauptsächlich die pathologische Röntgenanatomie dargestellt. Um den Lerneffekt zu erhöhen, haben wir sehr markante und typische Fälle ausgewählt. Der Leser sollte dann später, so hoffen wir, auch weniger typische, gleichartige Fälle erkennen.

Wir behaupten nicht, wie der Romanheld von Roger Martin du Gard, daß man mit einem Röntgenbild beginnen soll, glauben aber, daß ein Student oder ein an der Radiologie interessierter Arzt auch ohne klinischen Kontext zu einem Röntgenbild Stellung nehmen sollte.

Der 1. Teil des Buches besteht nur aus Röntgenbildern. Der Leser wird zuerst in diesem Teil das Bild bewerten und danach im 2. Teil unter derselben Nummer einen Kommentar lesen, der mit einer Skizze meines Freundes Herrn Doktor Csaba Héthalmi illustriert ist.

Einige allgemeine Bemerkungen und Richtlinien zum Gebrauch müssen vorausgeschickt werden.

1. Die Fälle 1–5 sind normale Bilder. Alle anderen Fälle sind pathologisch.

2. Der Leser soll sich wie bei seiner Routinearbeit fühlen, denn alle Fälle mit Ausnahme der Abb. 46, die von einem Präparat aufgenommen wurde, sind Routinebilder, die unter Normalbedingungen in der Klinik bzw. der Röntgenpraxis gemacht wurden.

3. Die Fälle sind ohne systematische oder nosologische Ordnung eingereiht. Jede Nummer (ein oder mehrere Abbildungen) bezieht sich auf einen Patienten mit Ausnahme der Abb. 56, die von 2 Patienten stammt, deren Bilder jedoch sehr ähnlich sind. Die Nummern im praktischen und im Bildteil bezeichnen jeweils denselben Patienten.

4. Die Fälle 54, 62, 63, 74 und 113 stehen zum Vergleich neben einem mit „N" bezeichneten Normalbild eines anderen Patienten.

5. Der Leser verfügt über keinerlei allgemeine klinische oder biologische Daten. Seine Aufgabe besteht darin, ohne jeglichen klinischen Bezug das Röntgenbild zu untersuchen und eine der 3 folgenden Informationsstufen zu bestimmen.

Charakteristisch: Diese Informationsstufe entspricht der des Buchstabens, des Zeichens, der Semiologie. Alle Röntgenbilder dieses Büchleins sind charakteristisch, d. h. sie enthalten ein Merkmal, das so leicht wie ein Buchstabe im Text zu erkennen ist.

Spezifisch: Auf dieser 2. Informationsstufe erkennt der Leser eine Krankheitsgruppe, ohne daß er eine spezielle Krankheit bestimmen kann. Spezifisch ist z. B. ein Osteophyt, der auf eine Krankheit des rheumatologischen Formenkreises hinweist, aber zur Bestimmung einer speziellen Krankheit nicht ausreicht. Spezifisch sind Abb. 65, 66, 87, 95, 98–125.

Pathognomonisch: Diese höchste Informationsstufe eines Röntgenbilds führt zum genauen Erkennen der Krankheit und ermöglicht seine Verbindung mit der Krankheitsgeschichte und dem klinischen Bild, so daß Ätiologie, Pathogenese und die indizierte Therapie durch die Bildinformation deutlich werden. Beispiele sind die Fälle 67, 84, 85, 86, 88, 96, 97–125.

Die röntgenologische Bewertung des Bilds muß sehr sorgfältig vorgenommen werden. Sie wird dann den klinischen und biologischen Daten gegenübergestellt und erfährt dadurch einen Informationsgewinn der vom Charakteristischen zum Spezifischen oder vom Spezifischen zum Pathognomonischen führt. Die Gegenüberstellung soll bei dieser Lernmethode erst nach der Bildbewertung geschehen. Diese Bildbewertung soll eben aus neutraler Sicht erfolgen, ohne daß schwerwiegende klinische oder biologische Argumente die Bewertung des Bildes beeinflussen oder sogar irreführen. Nach der röntgenologischen Bewertung werden die anderen Daten alle zusammengestellt, um zum endgültigen Befund und zur indizierten Therapie zu kommen.

Der Fall 125 zeigt wie die 3 Informationsstufen zur Bewältigung eines zwar schwierigen, aber lösbaren Problems verhelfen.

Mit dieser 3stufigen Information möchten wir hier ein Konzept der zuverlässigen Beurteilung des Röntgenbilds entwickeln. Das Bild (image) ist das Konkrete der Ein*bild*ungskraft [*imag(e)*ination] und der okzipitalen Intelligenz der Radiologen.

1. TEIL

Röntgenbilder

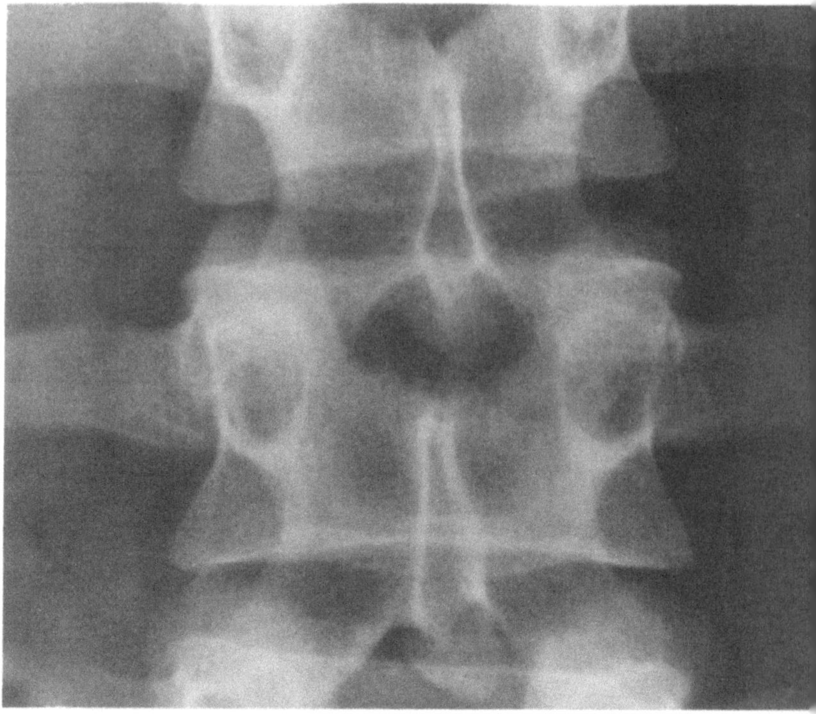

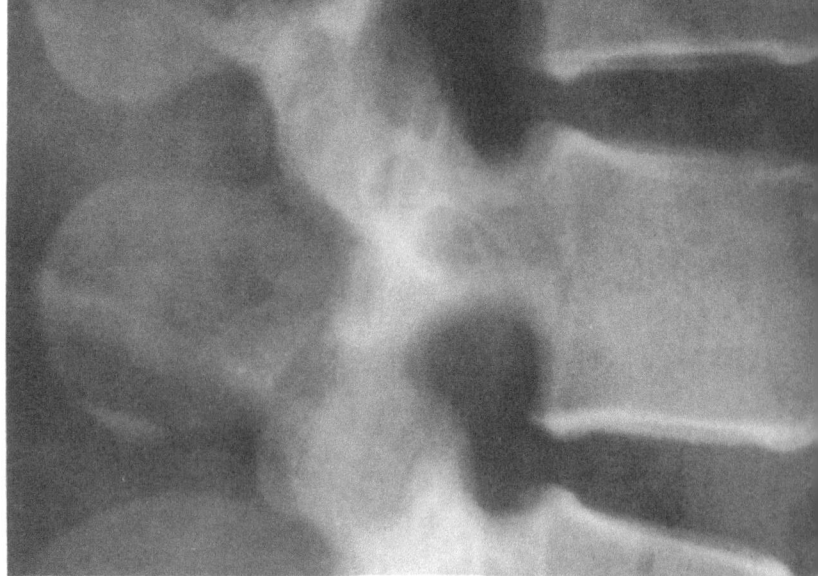

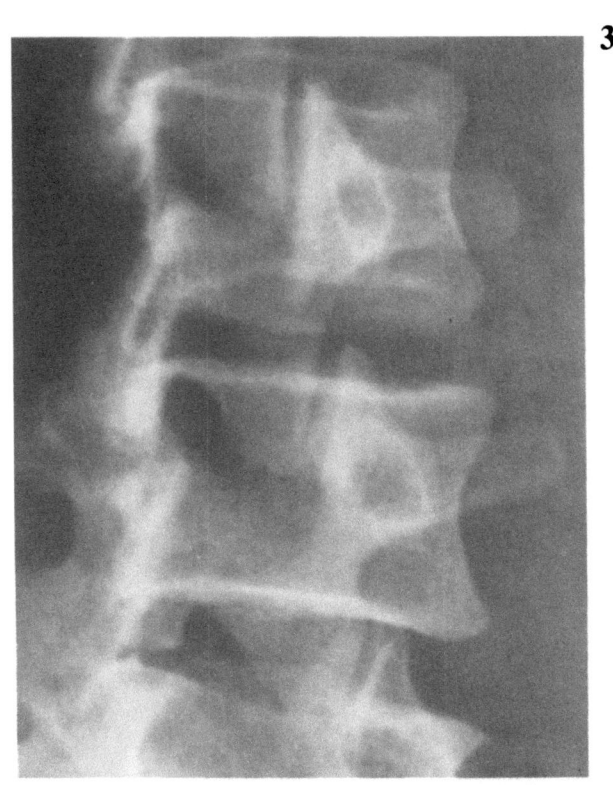

3

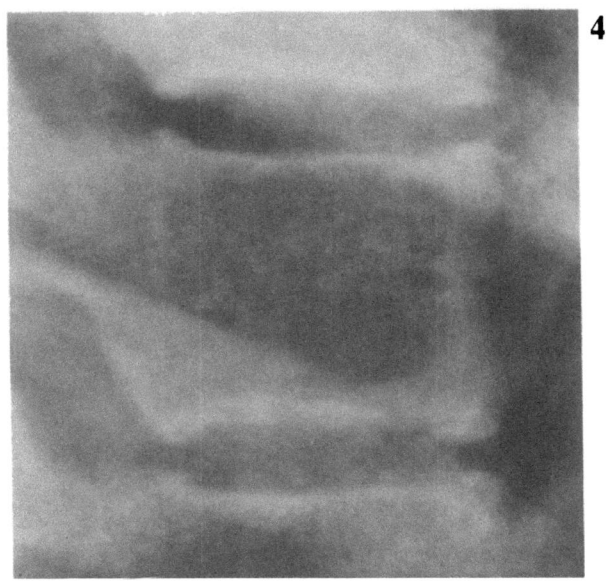

4

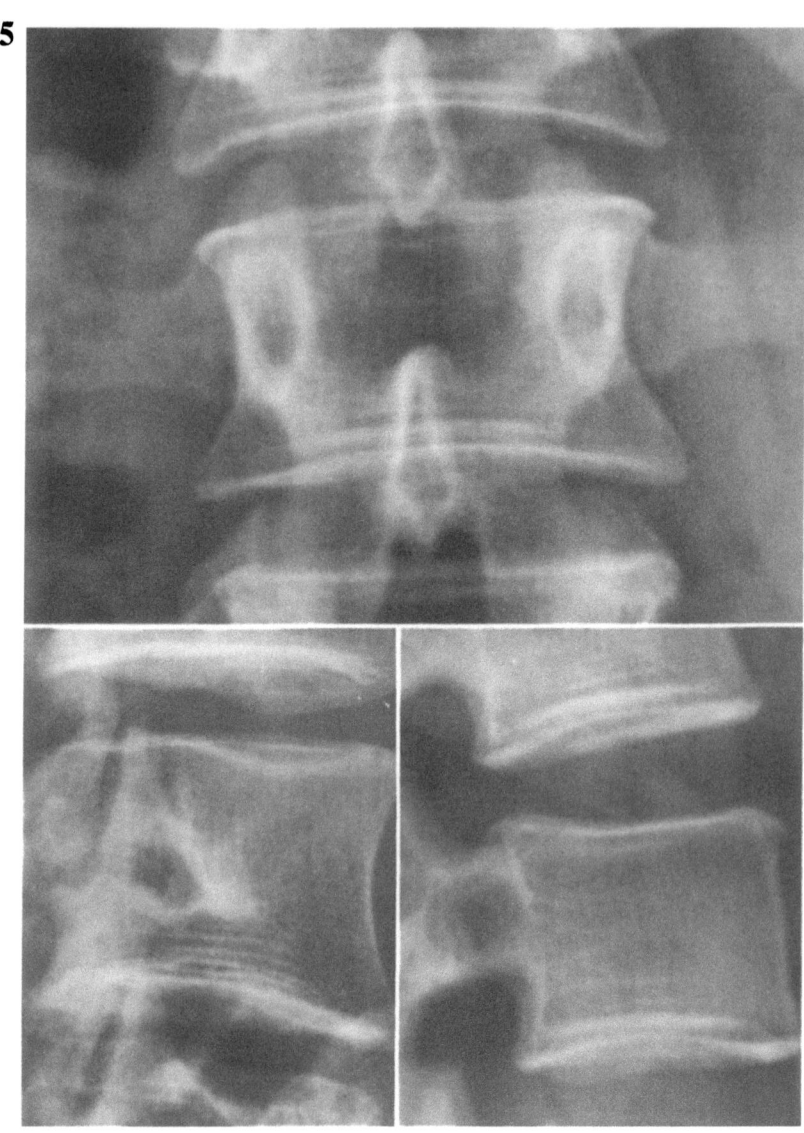

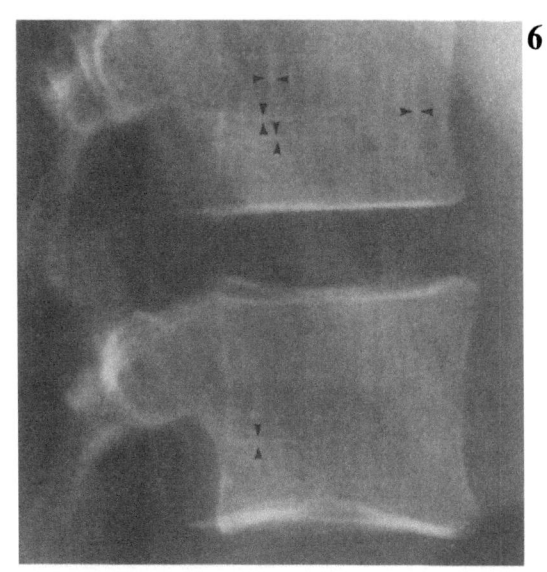

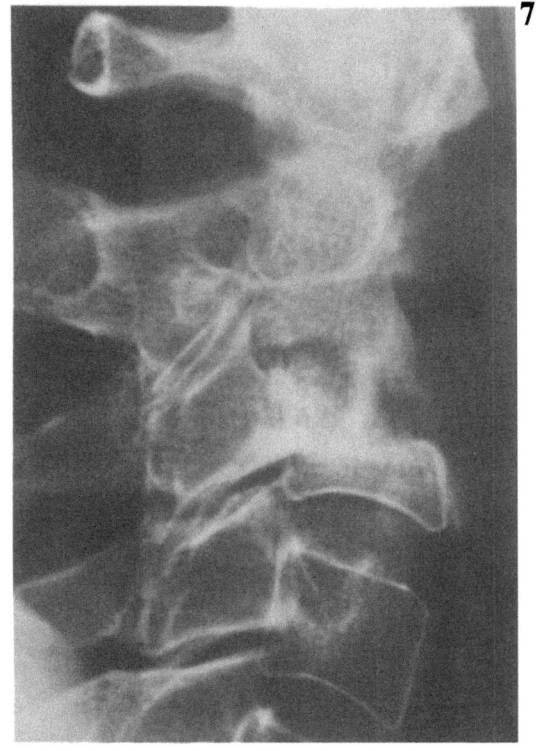

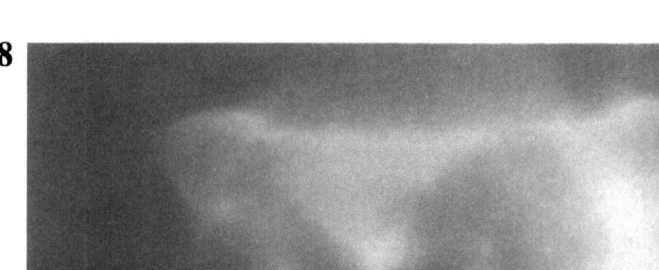

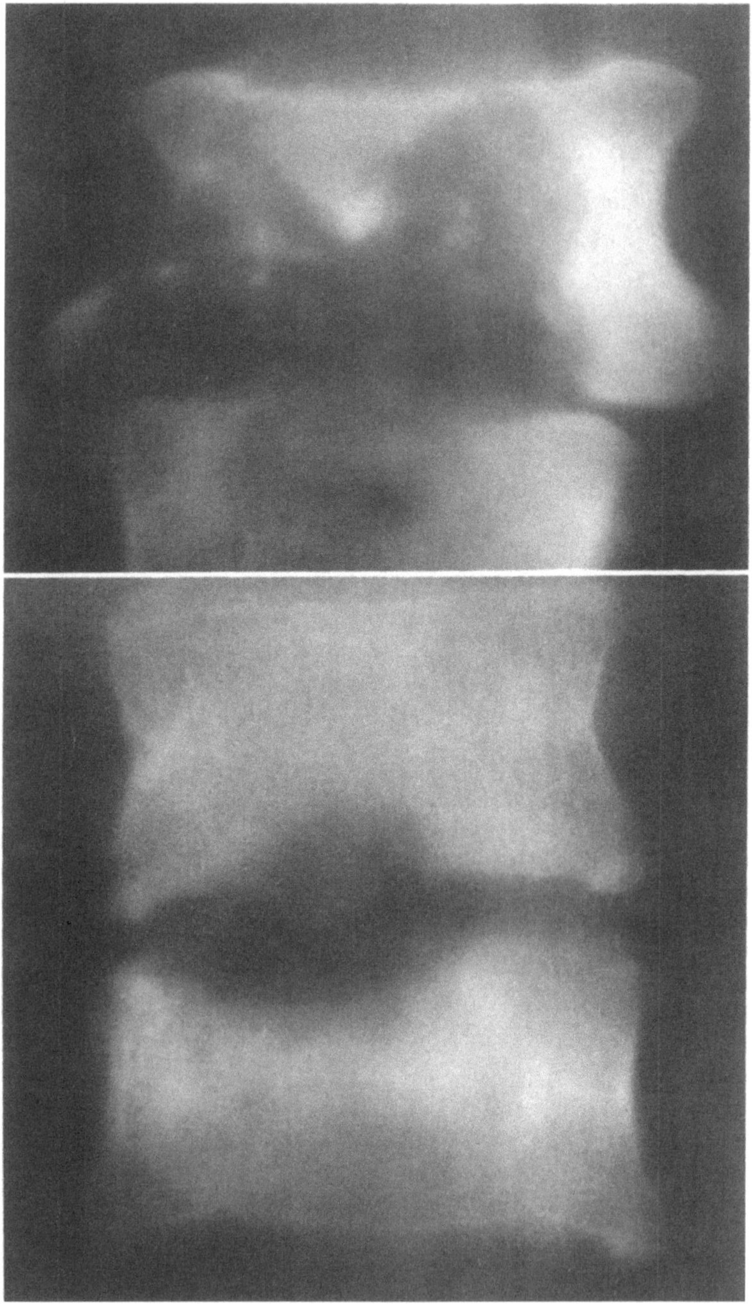

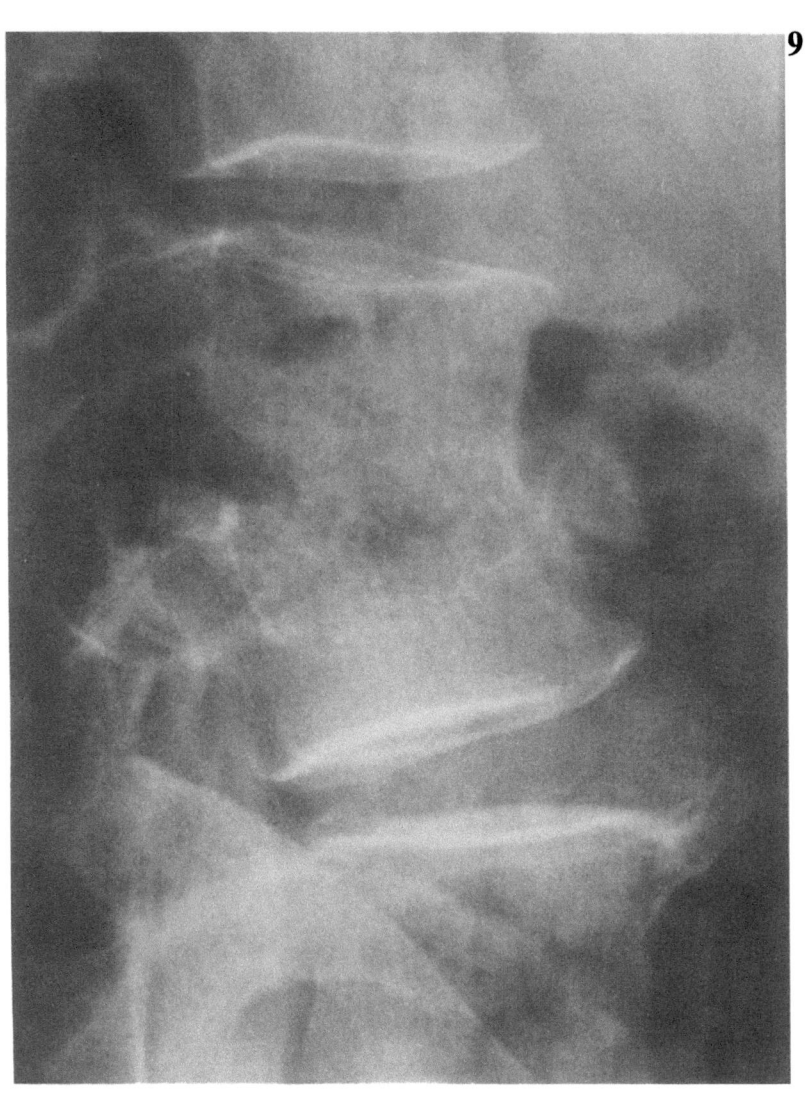

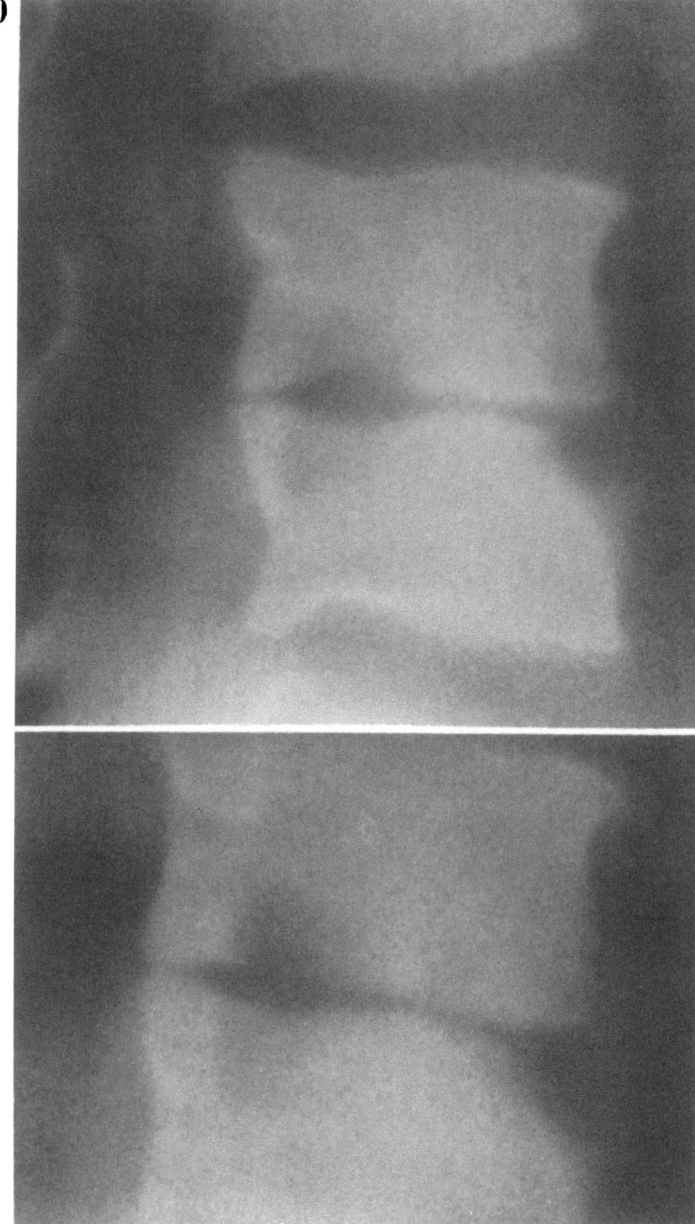

10

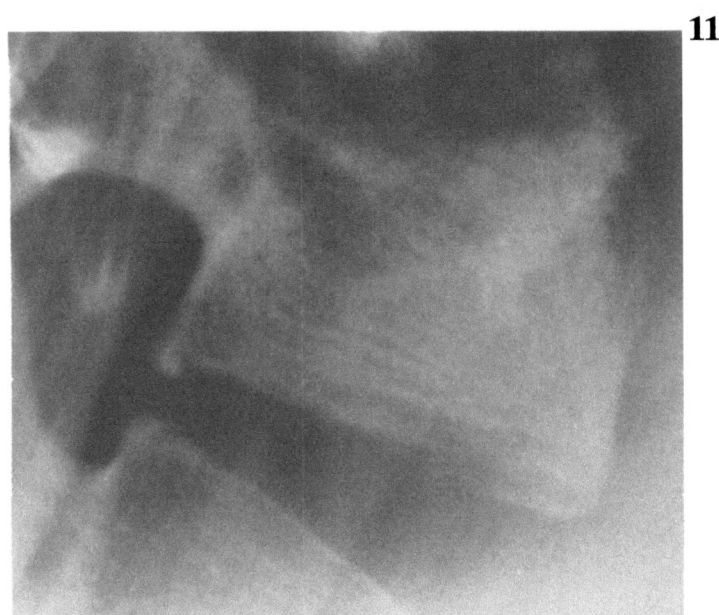

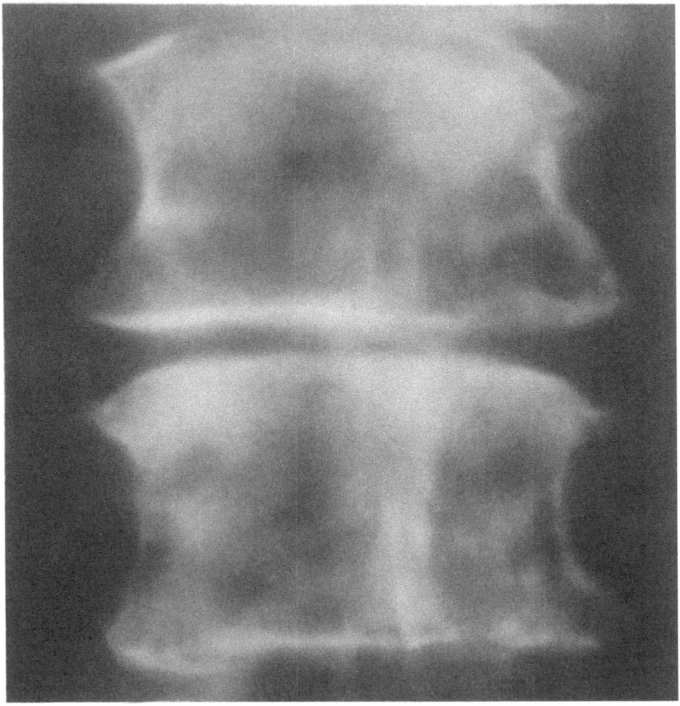

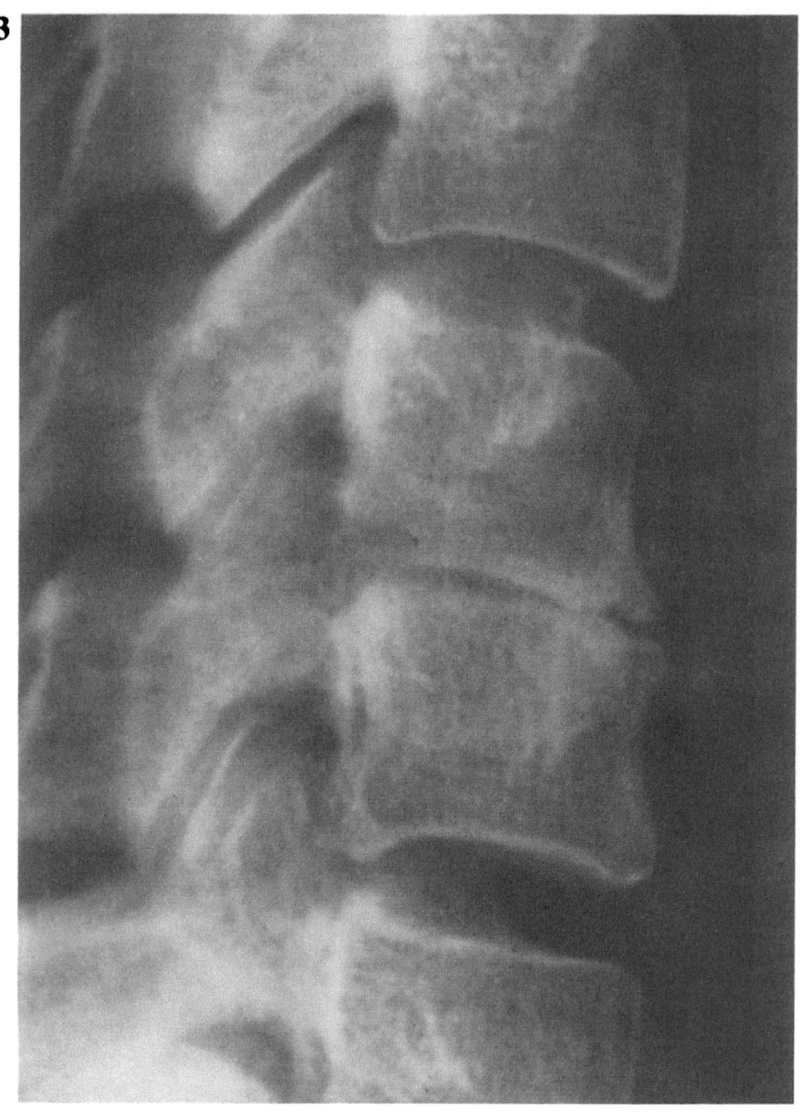

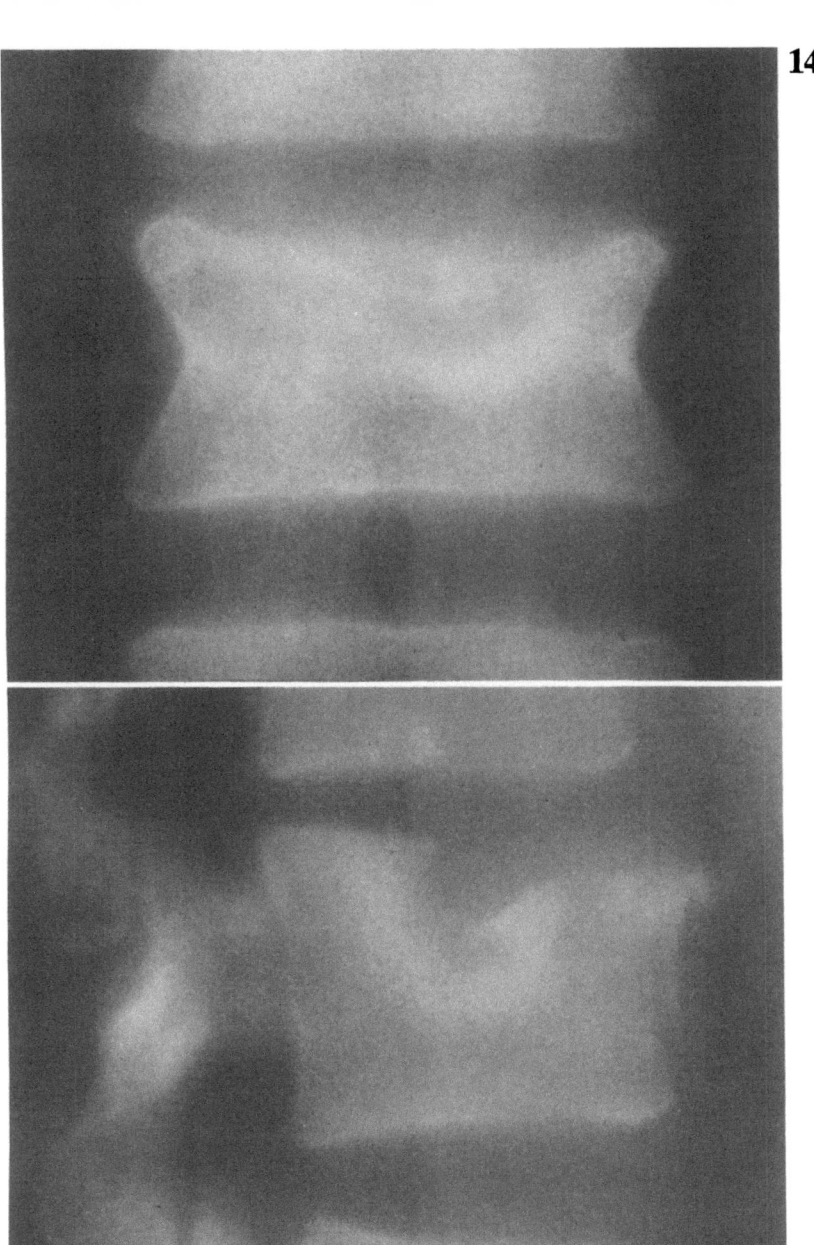

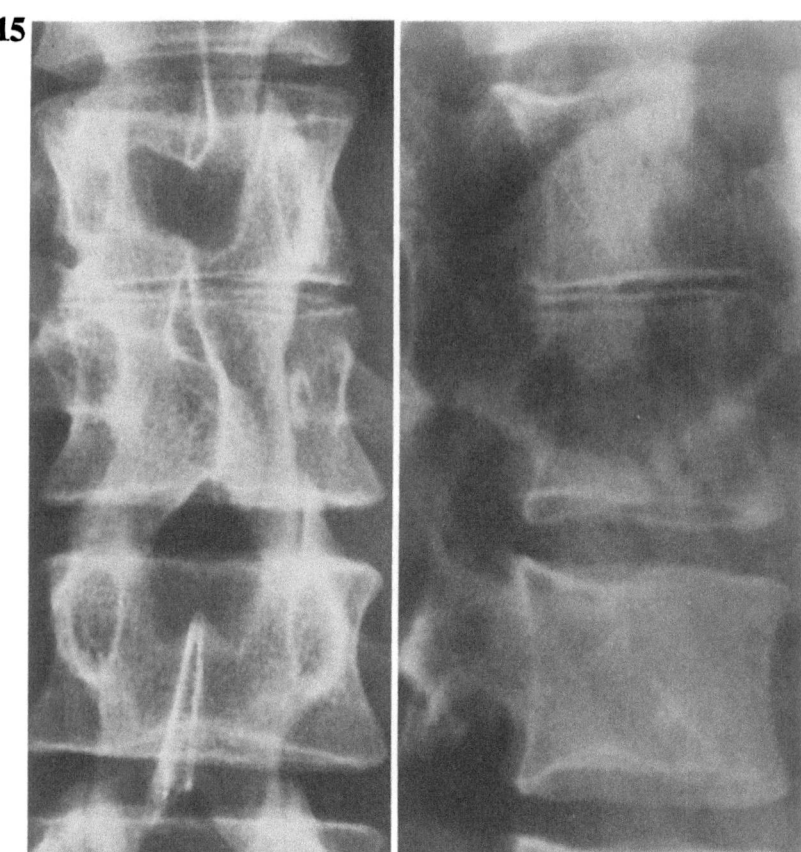

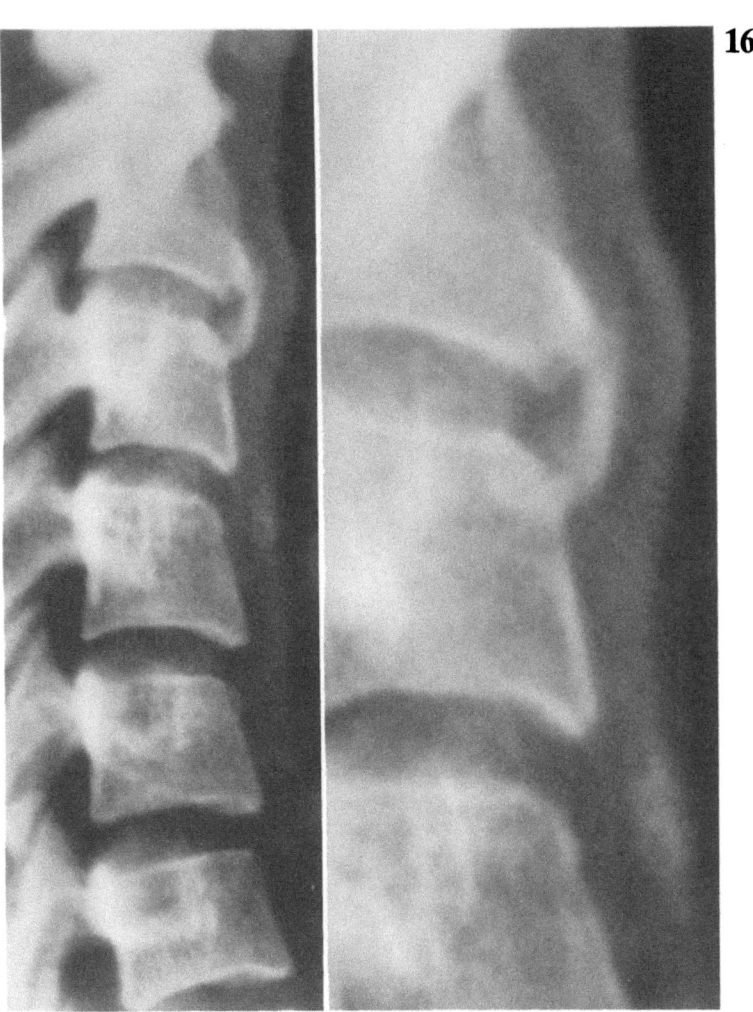

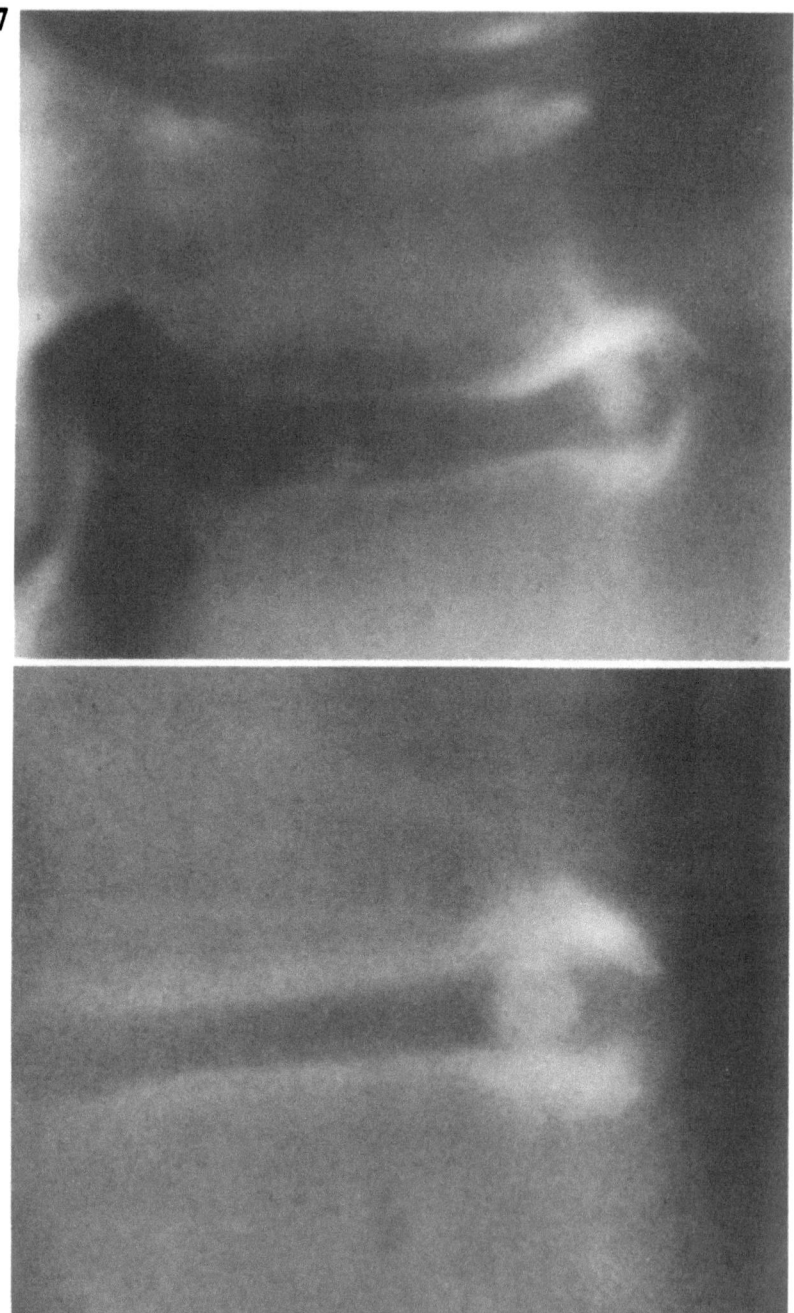

16

17

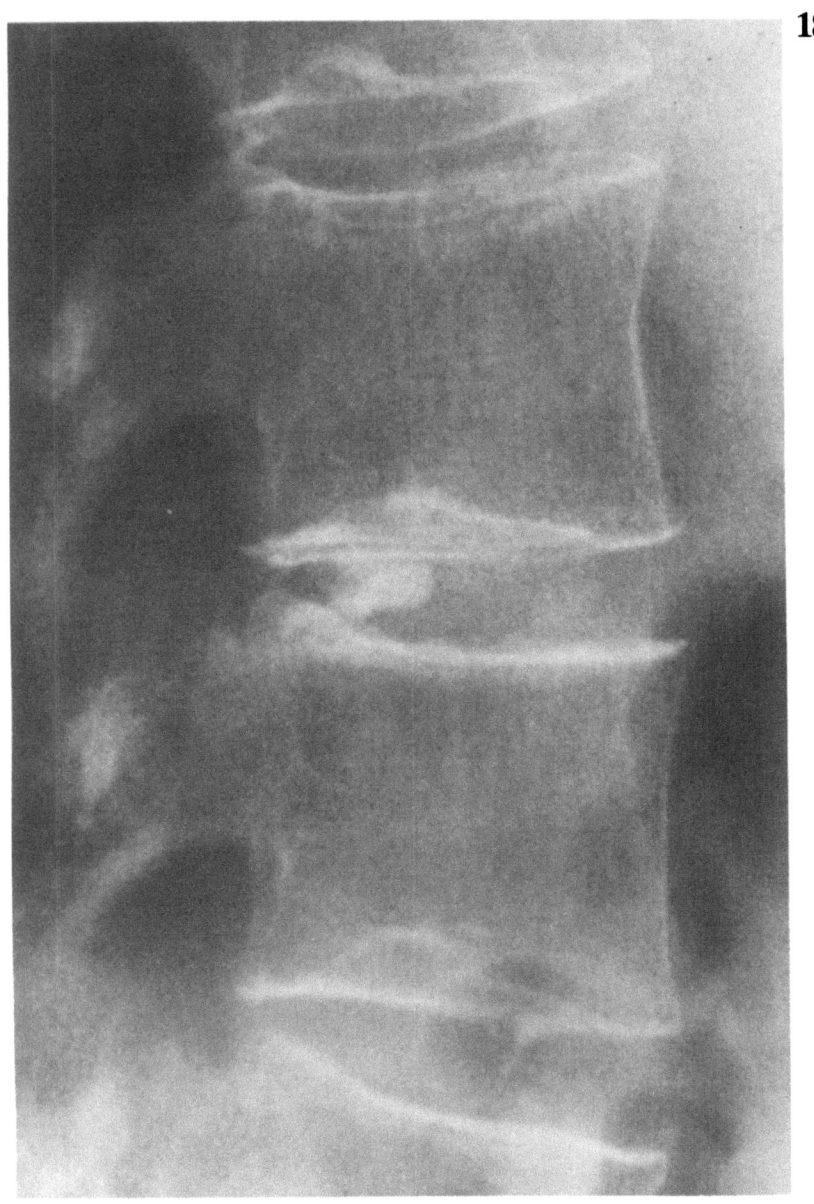

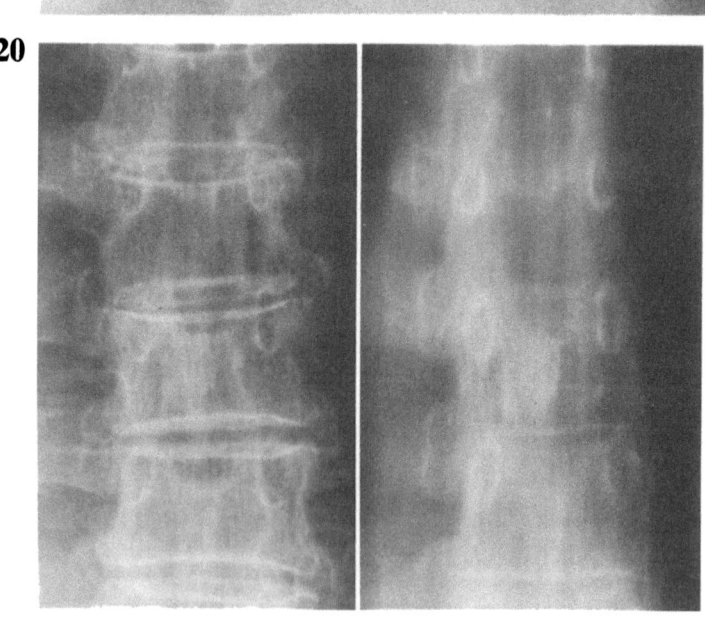

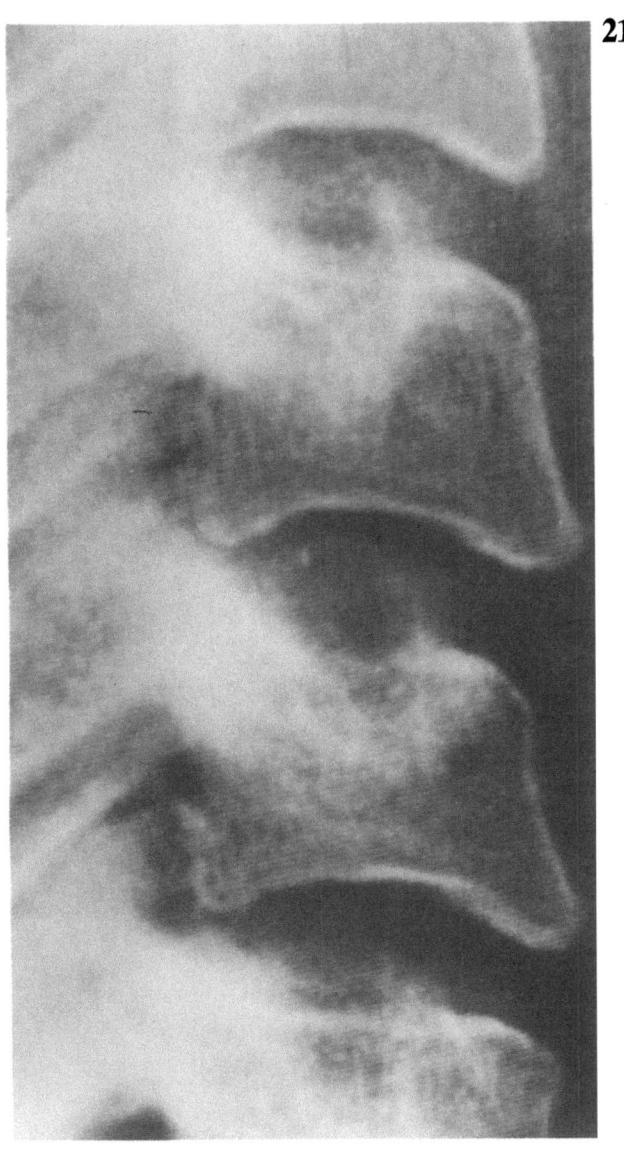

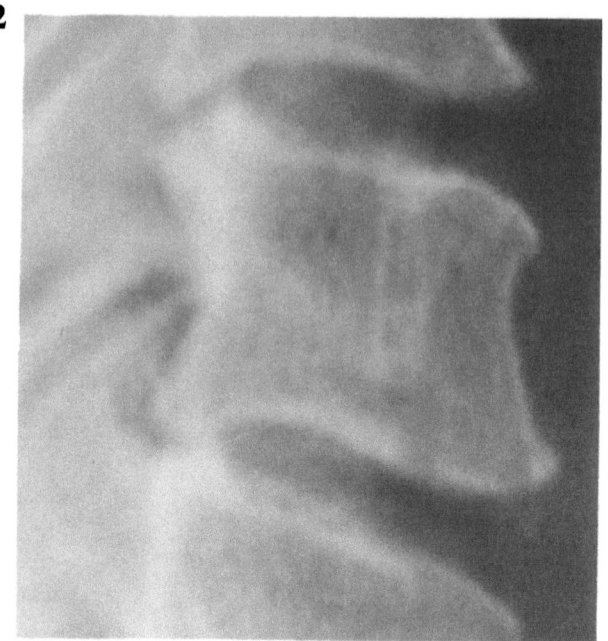

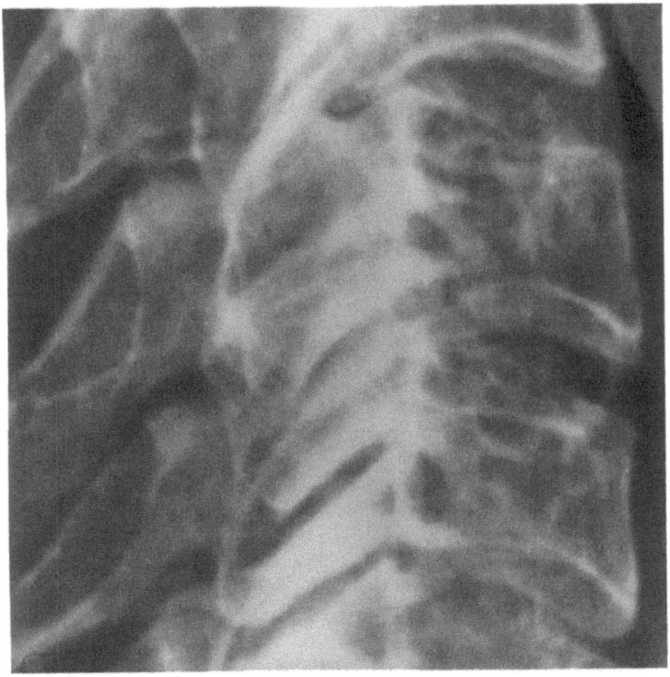

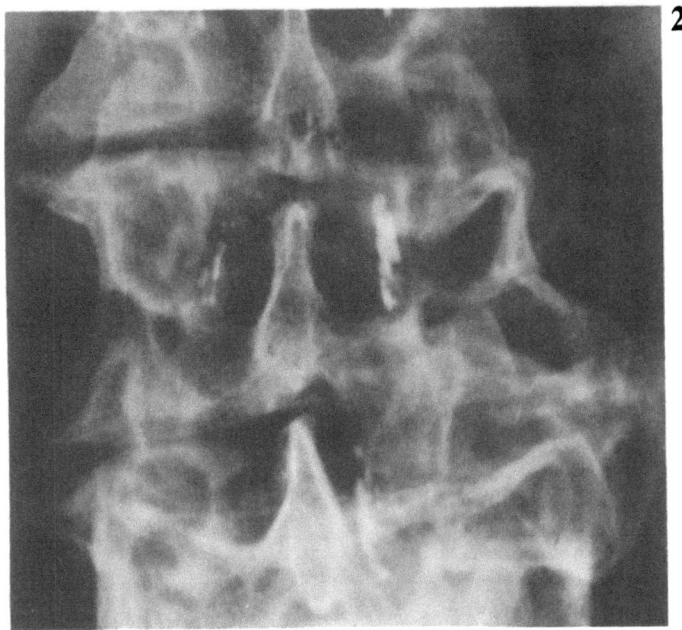

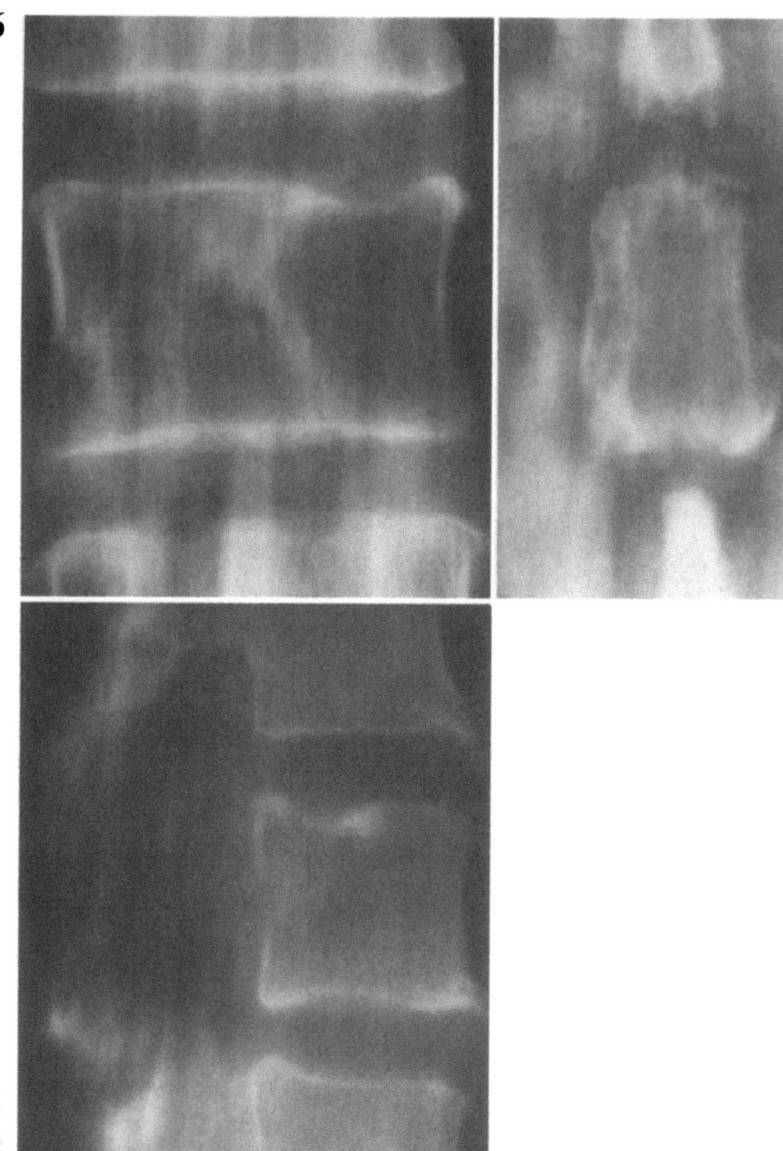

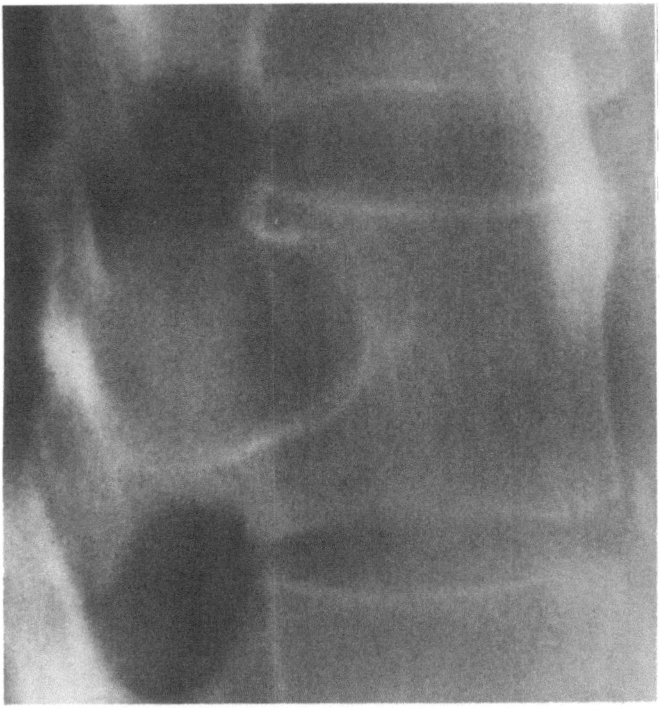

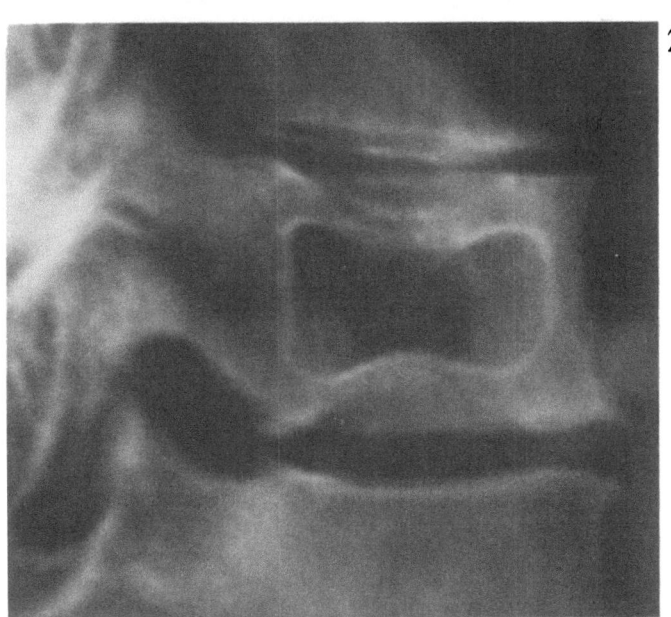

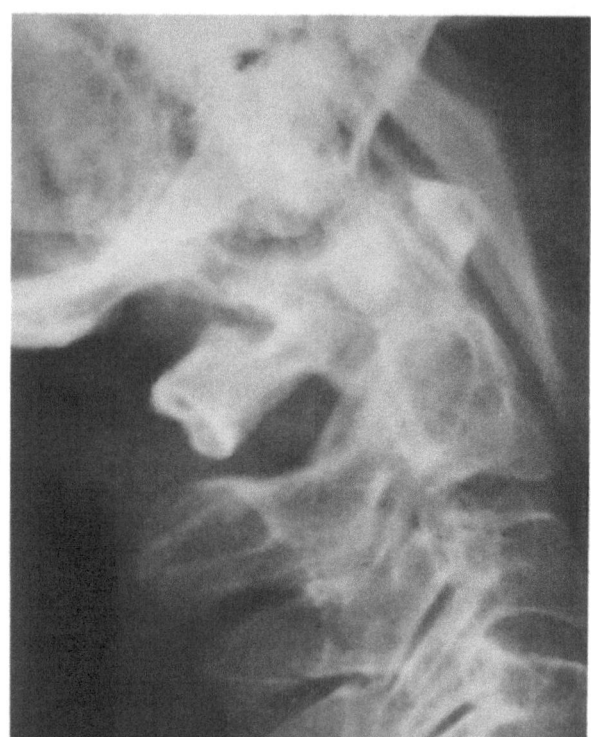

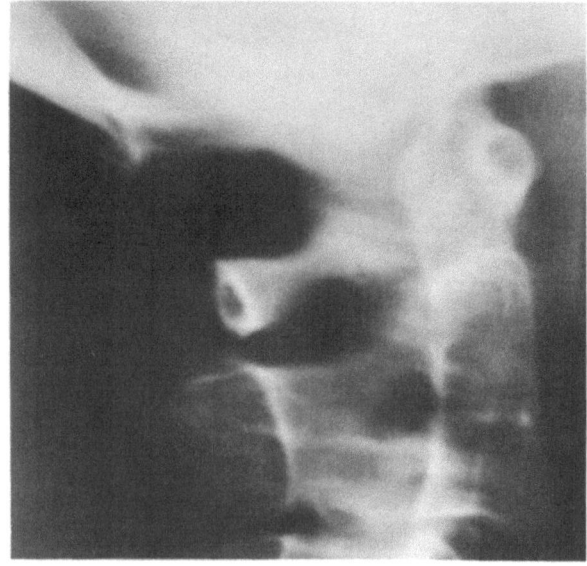

24

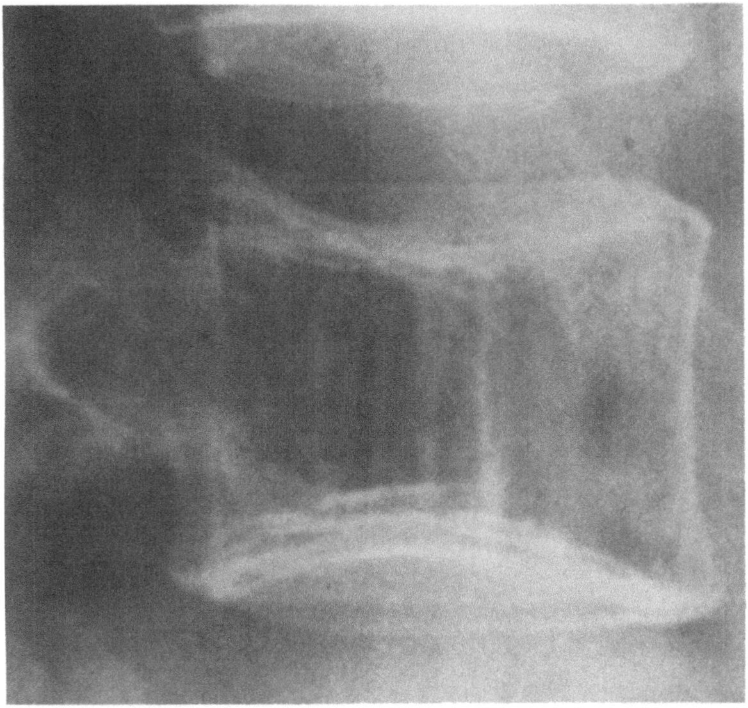

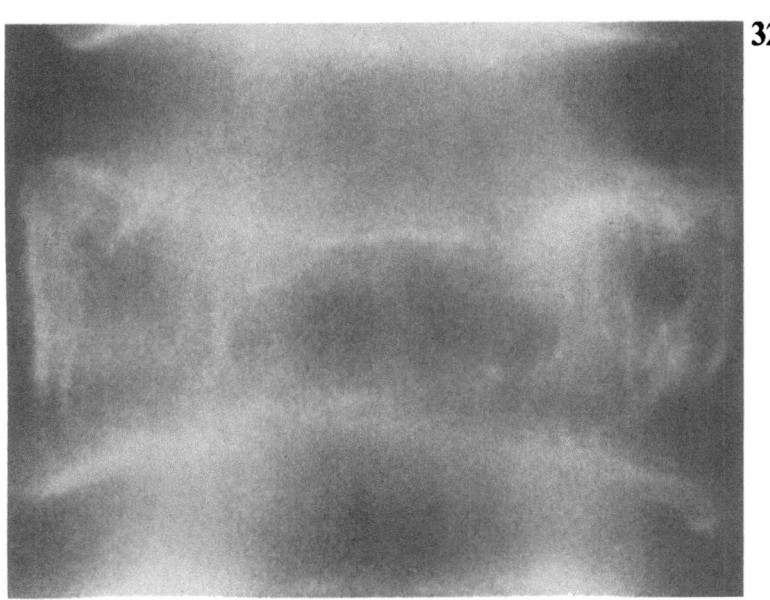

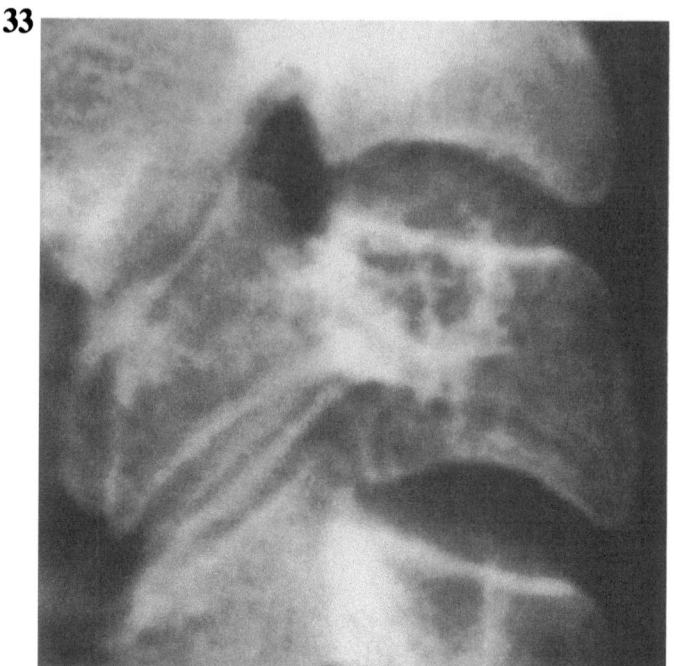

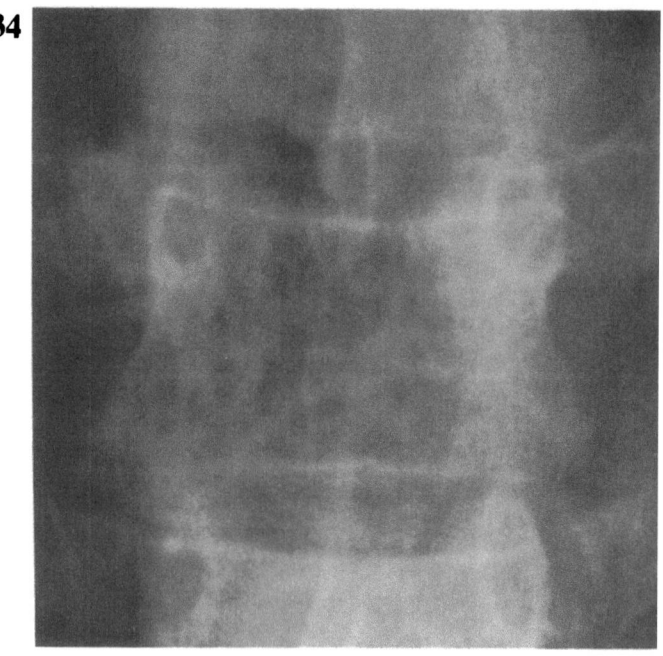

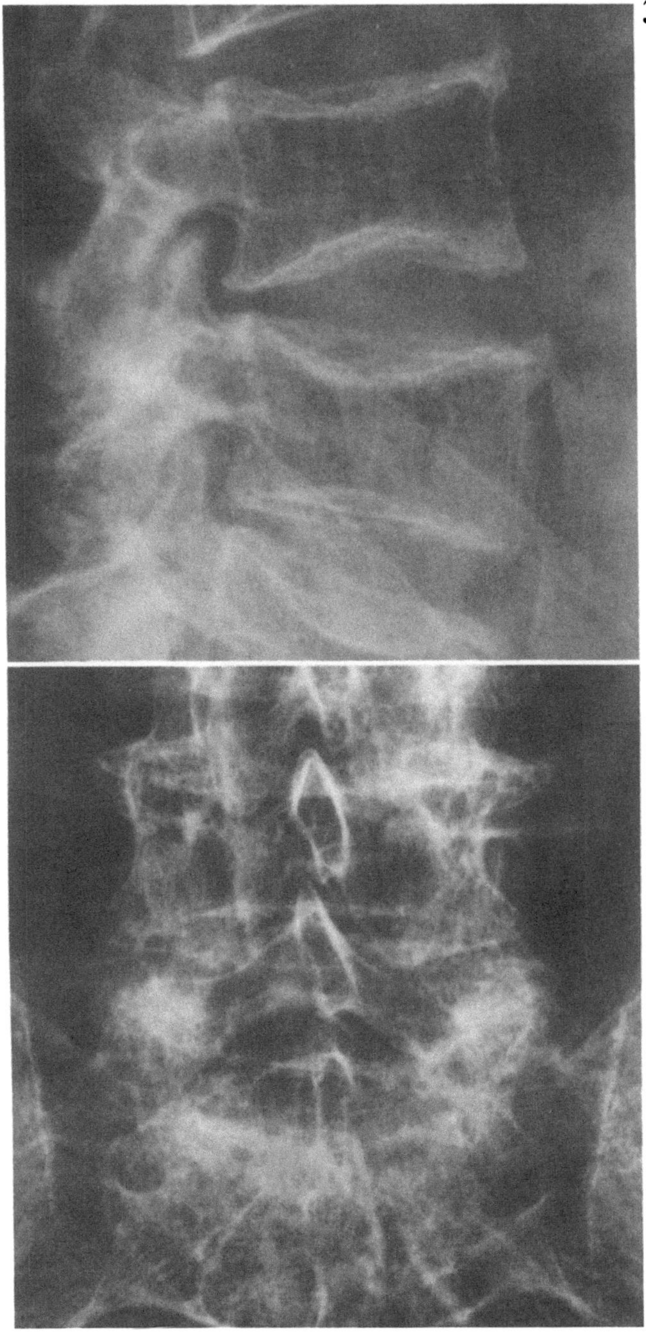

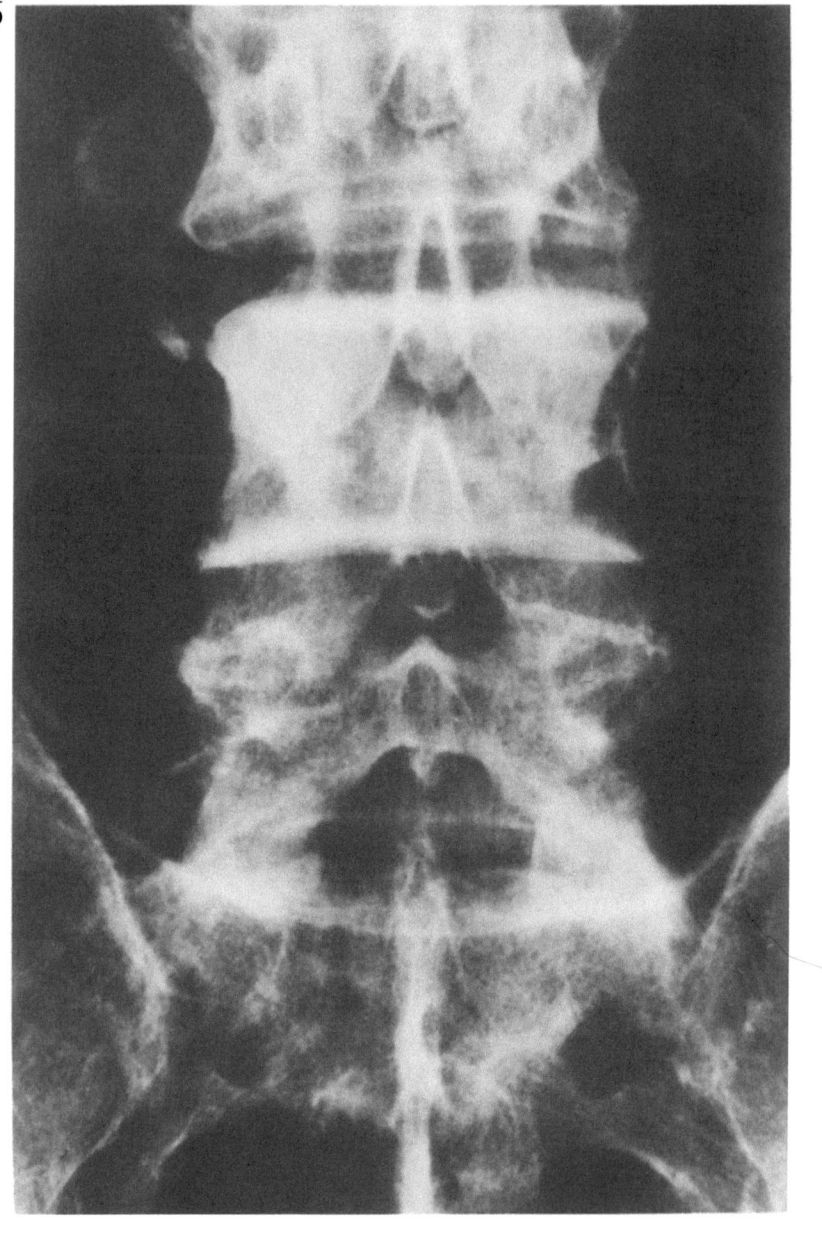

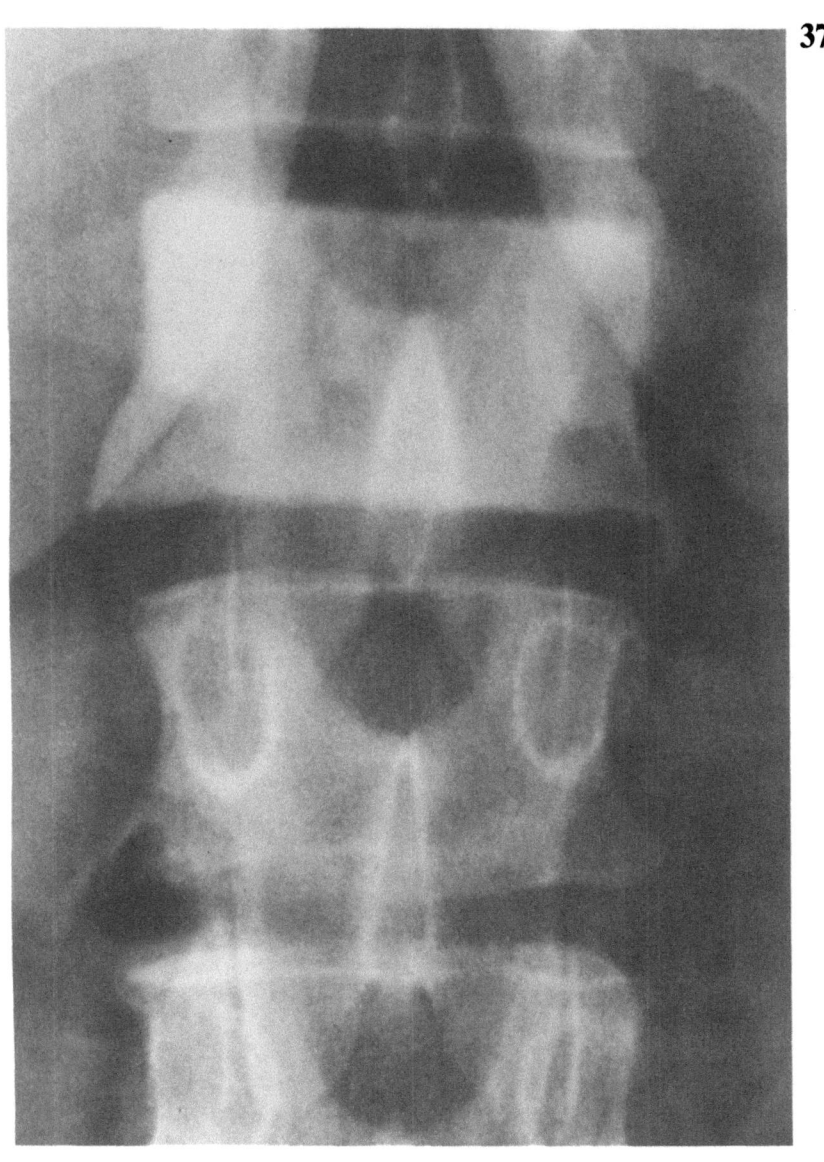

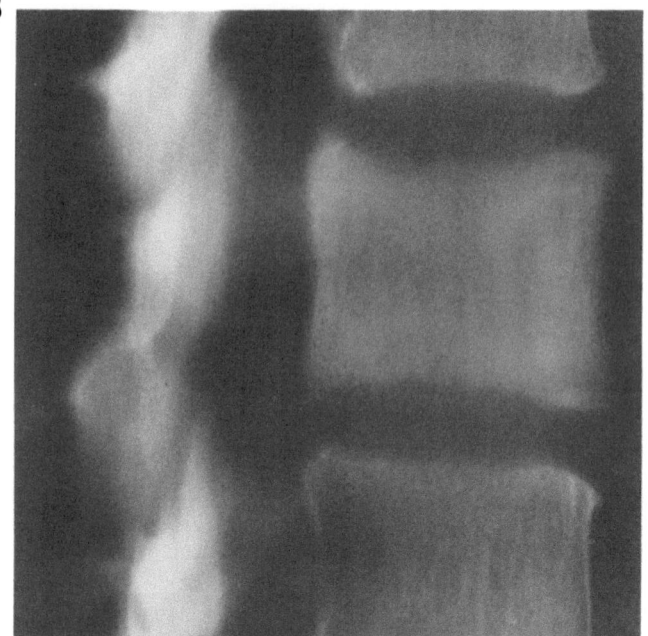

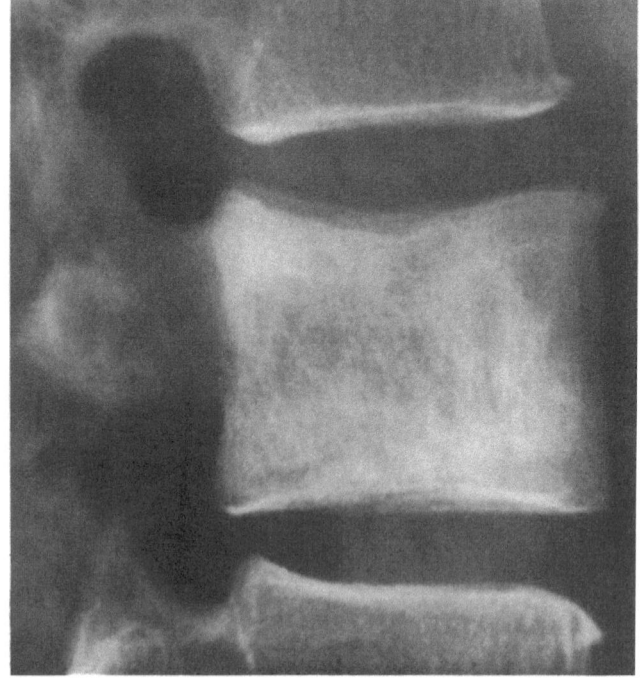

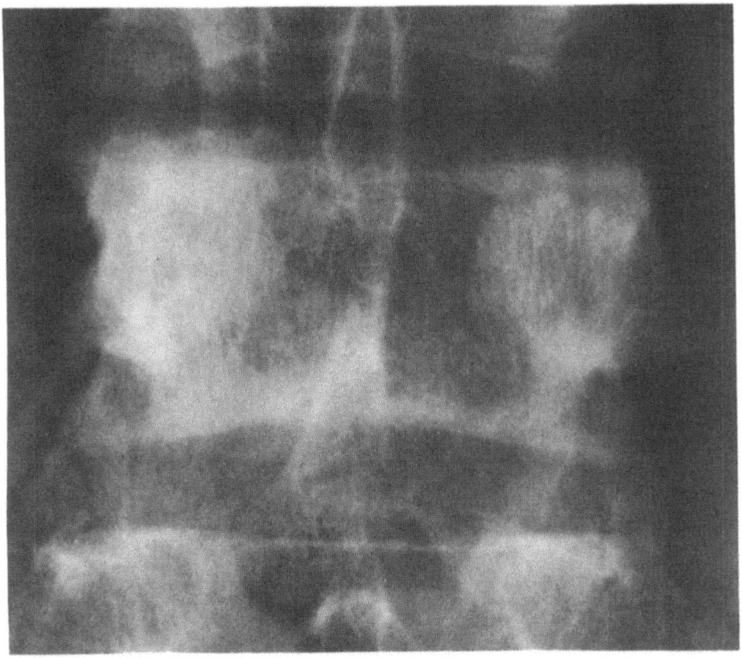

40

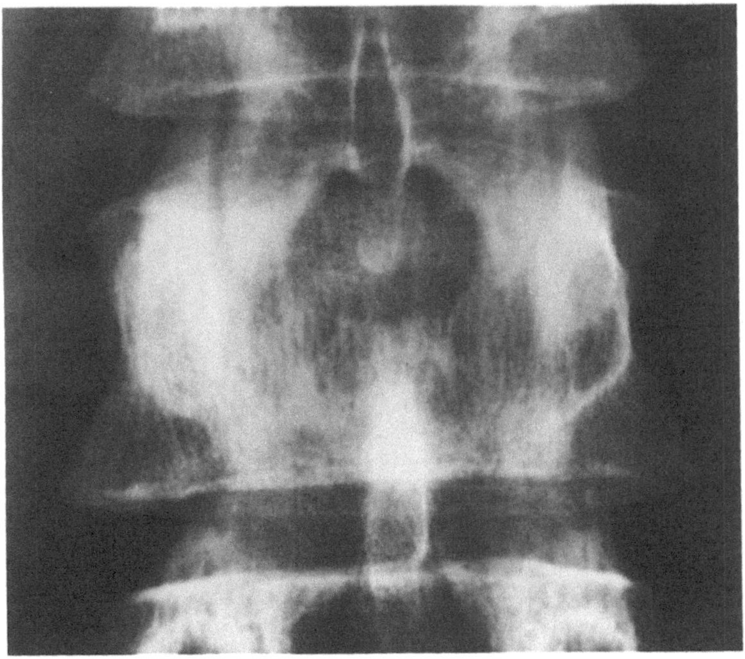

41

31

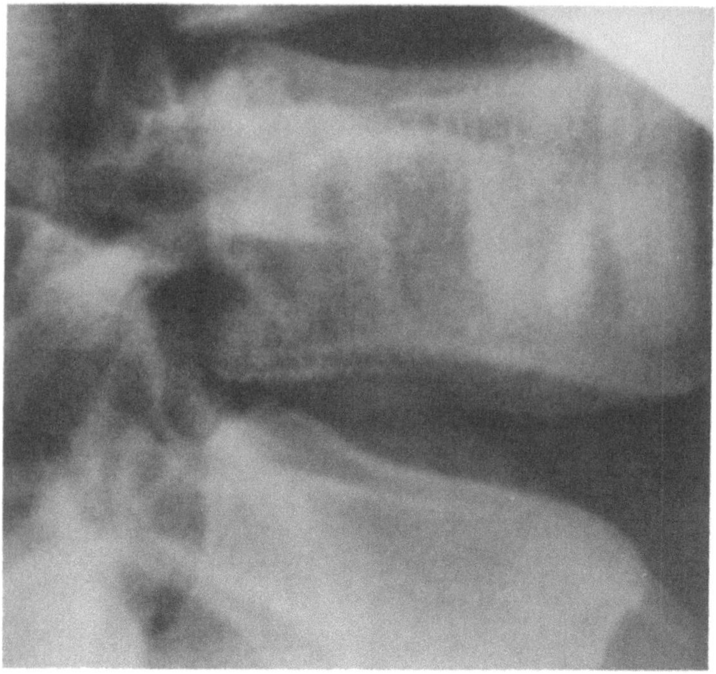

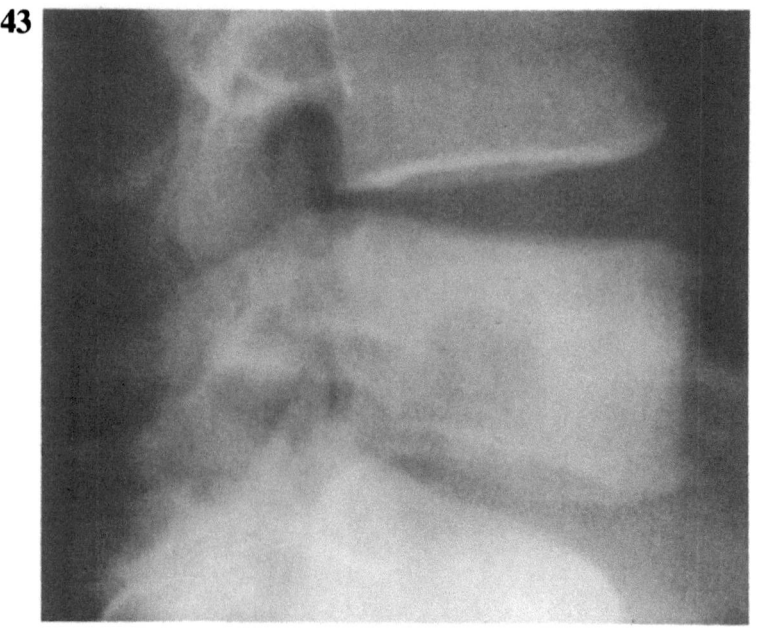

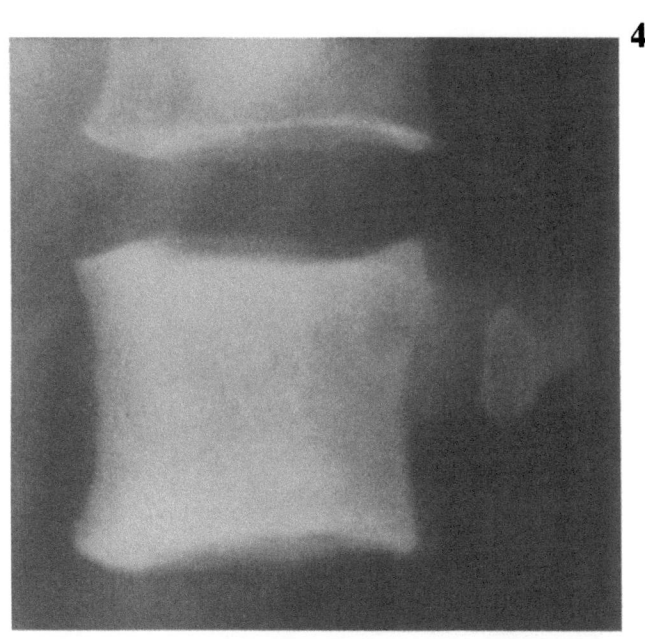

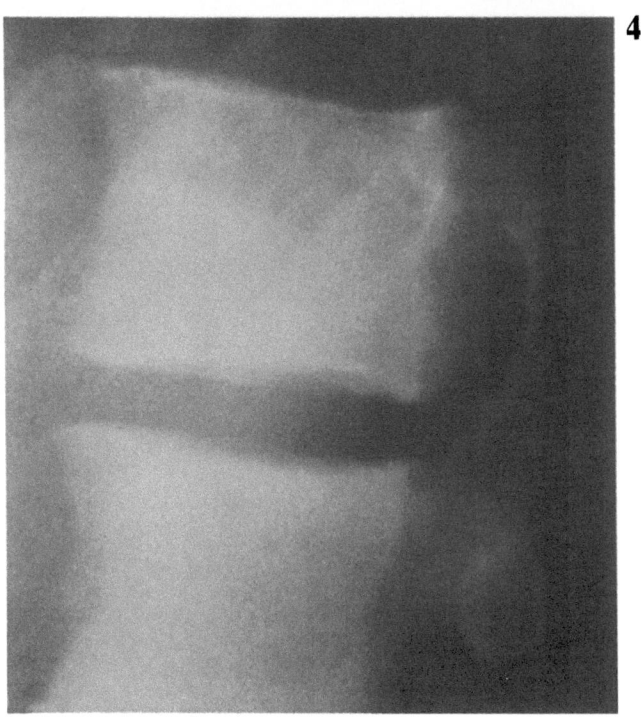

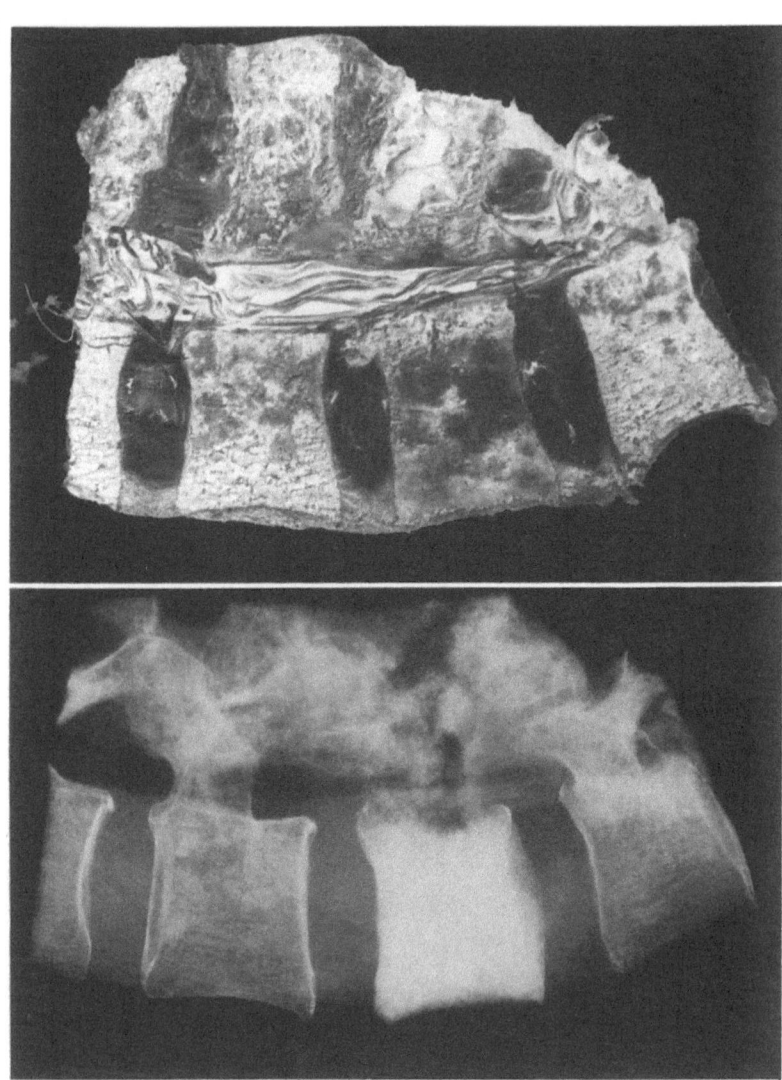

47

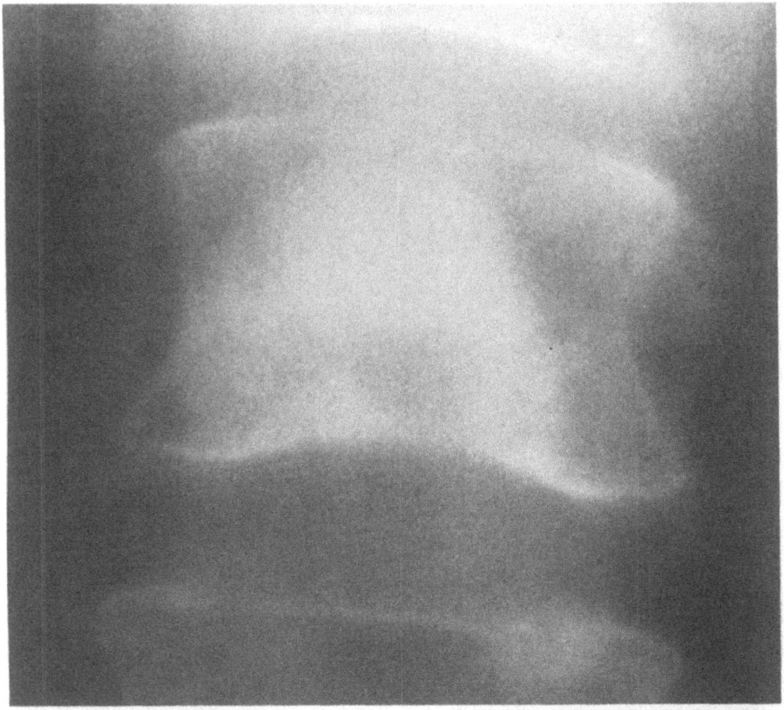

48

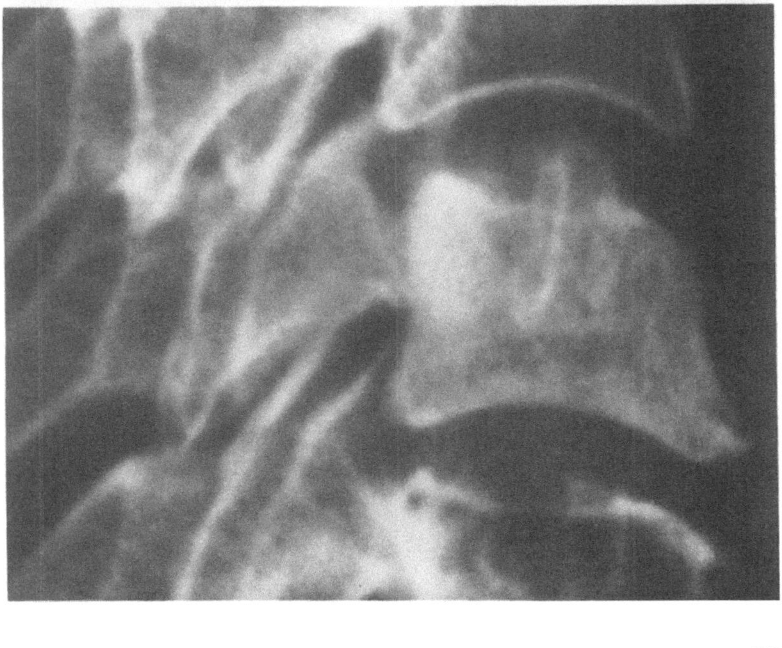

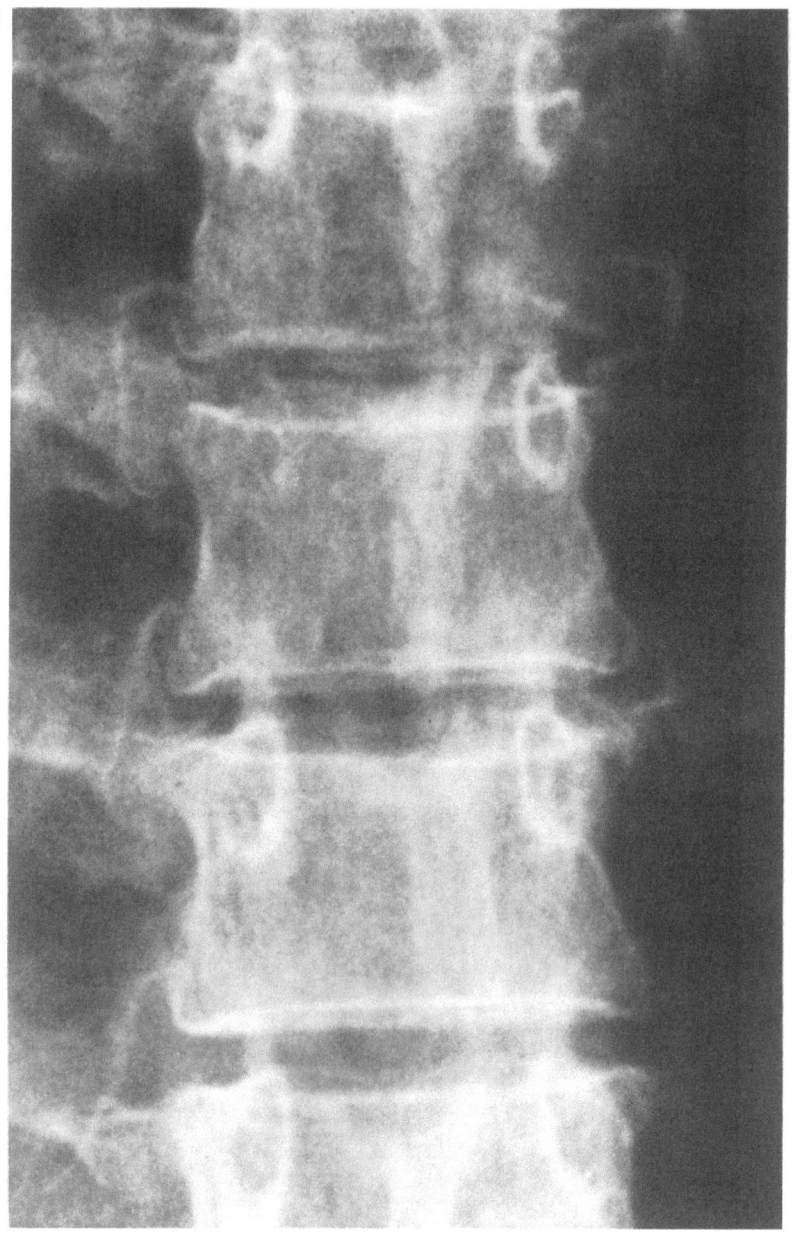

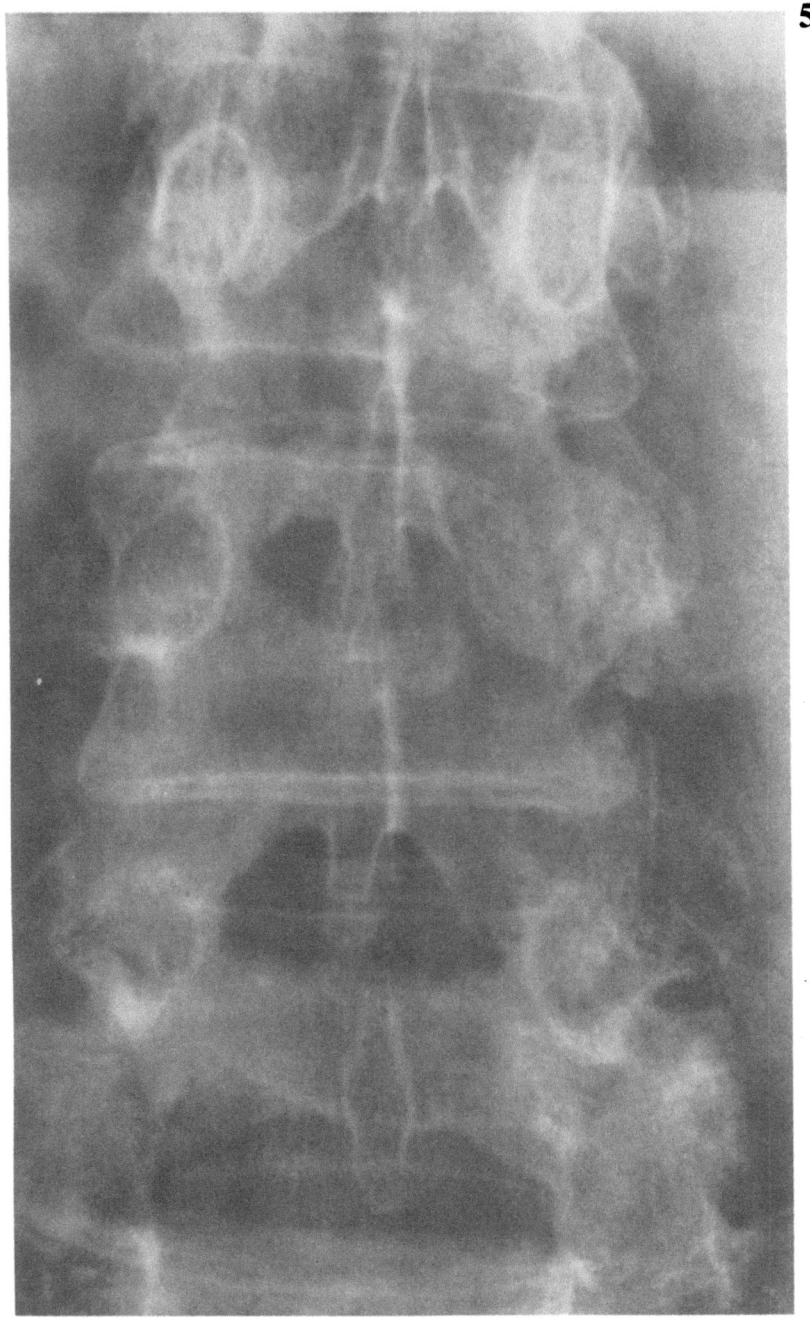

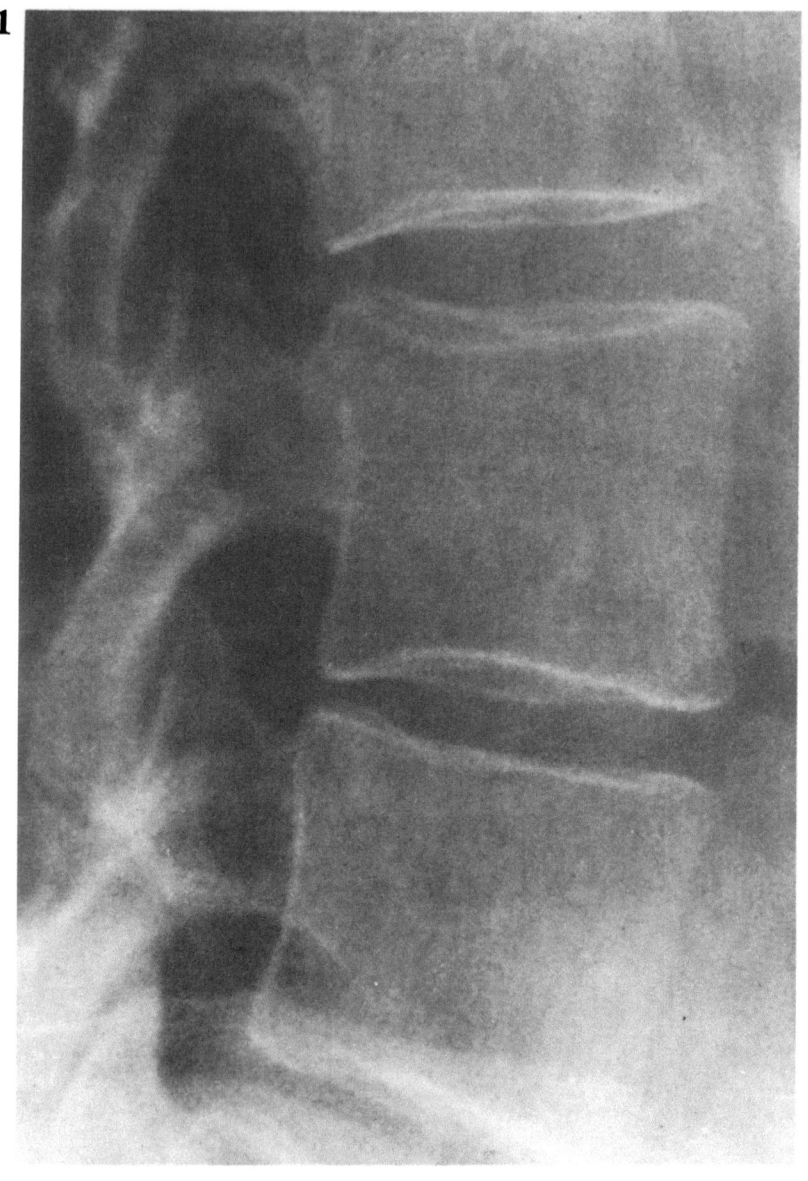

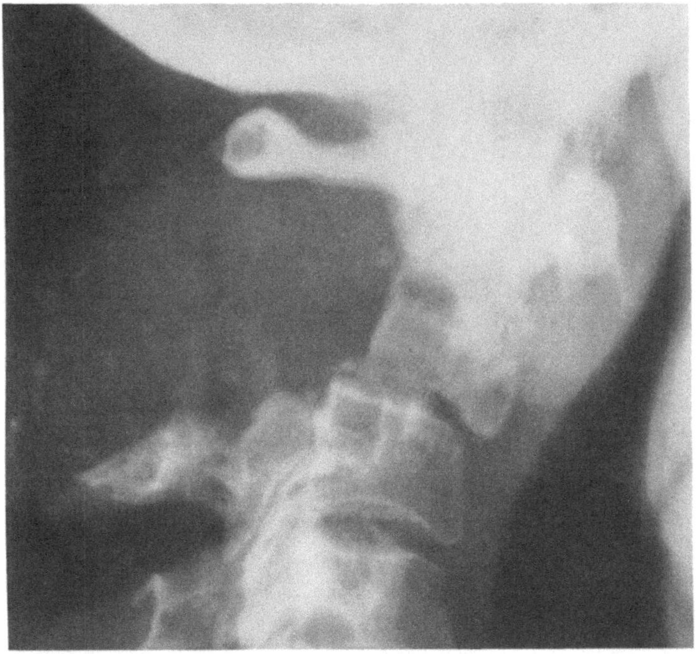

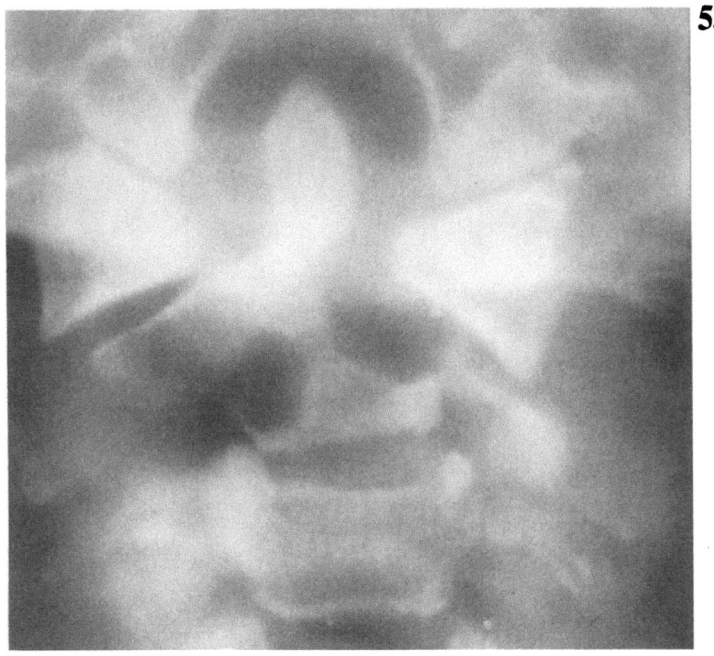

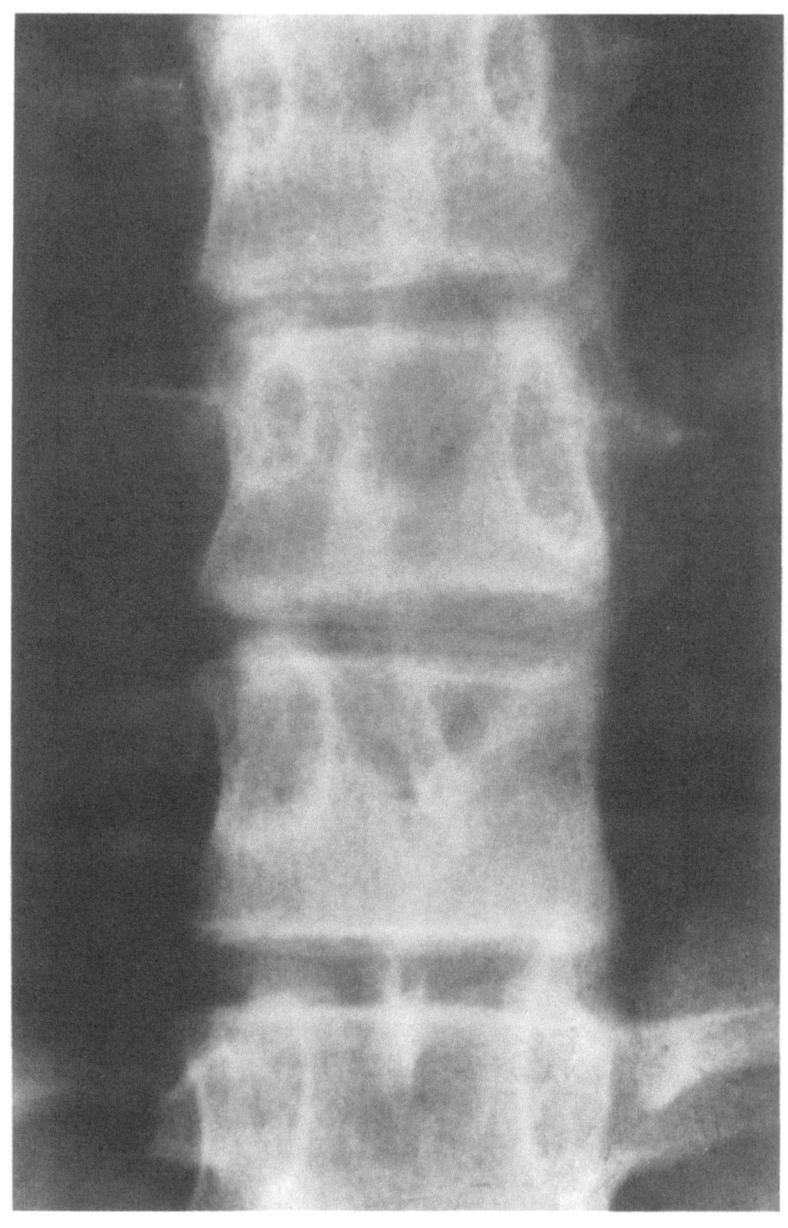

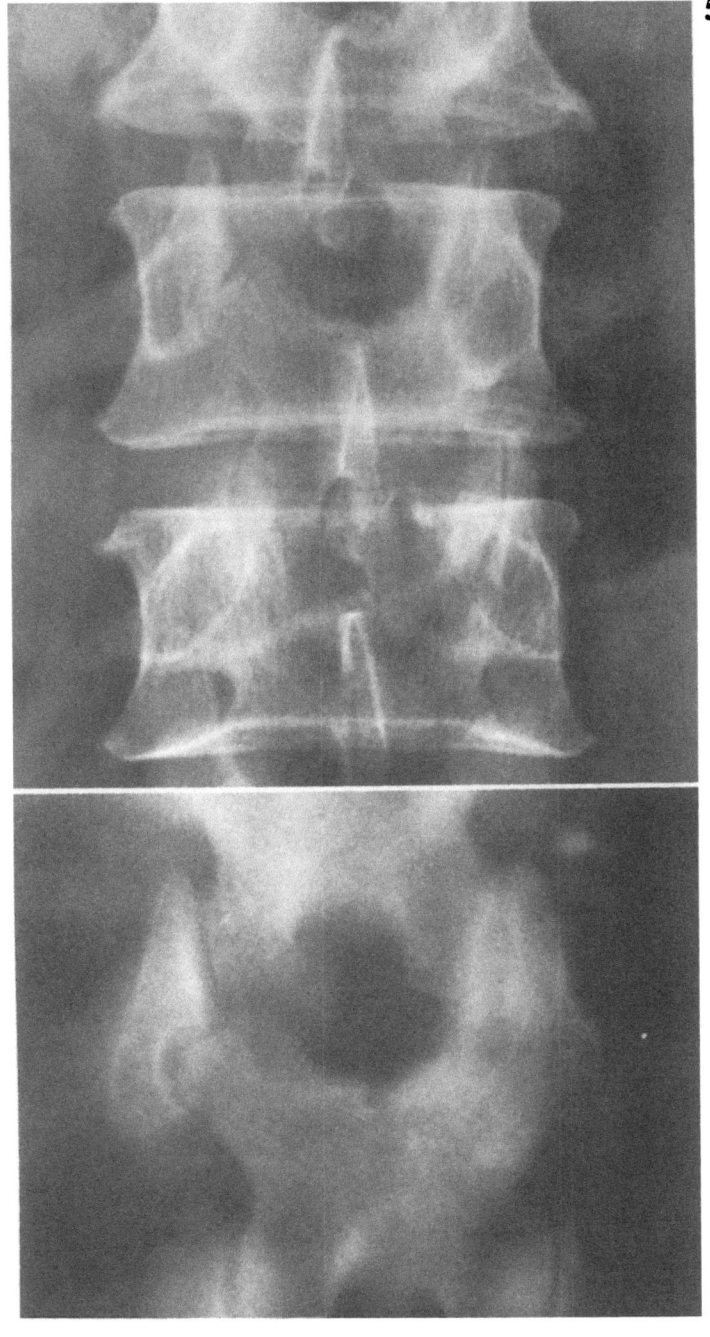

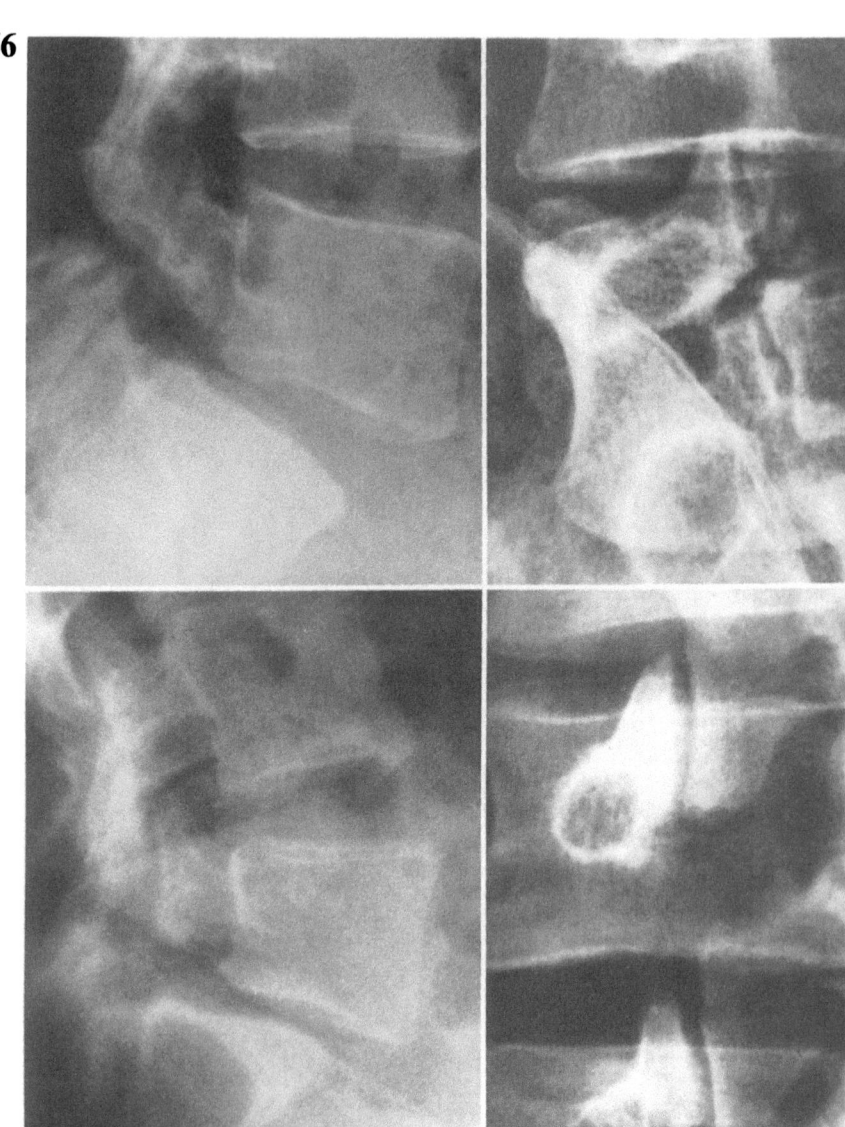

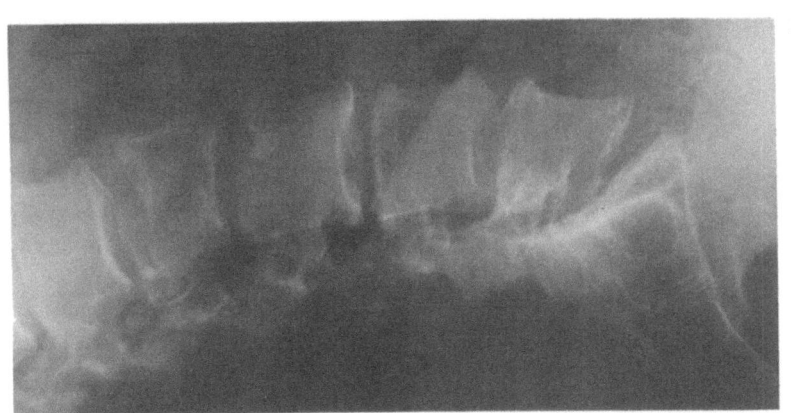

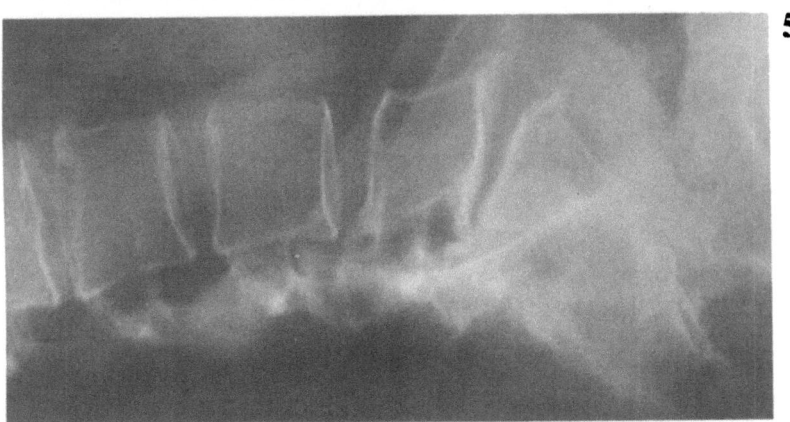

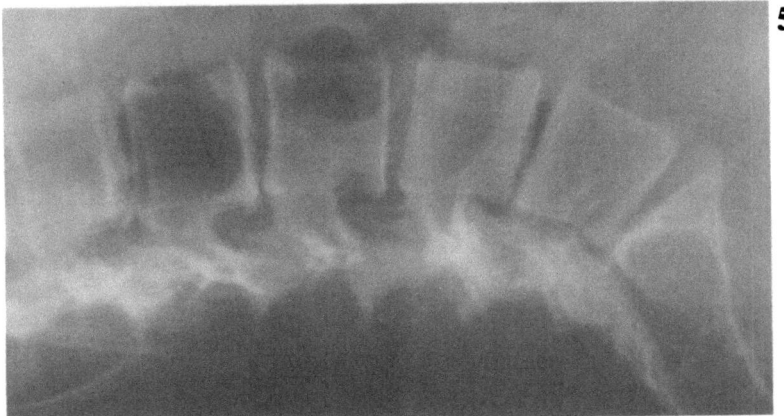

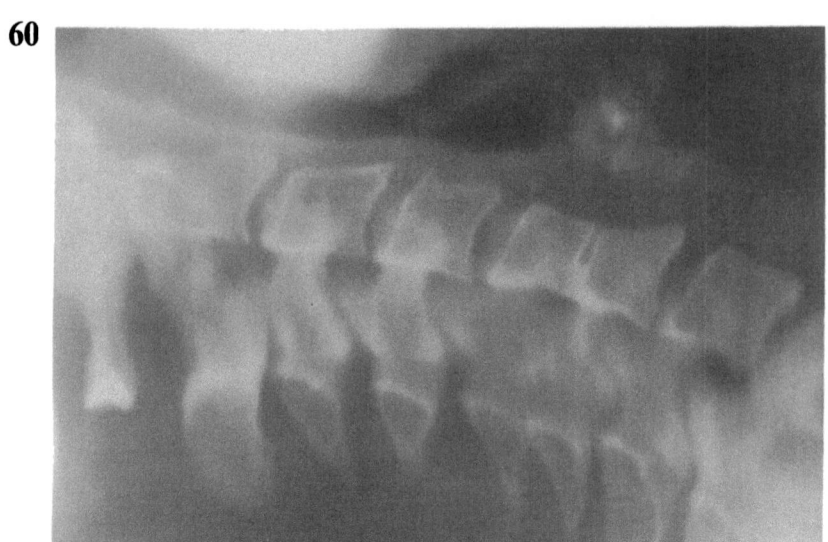

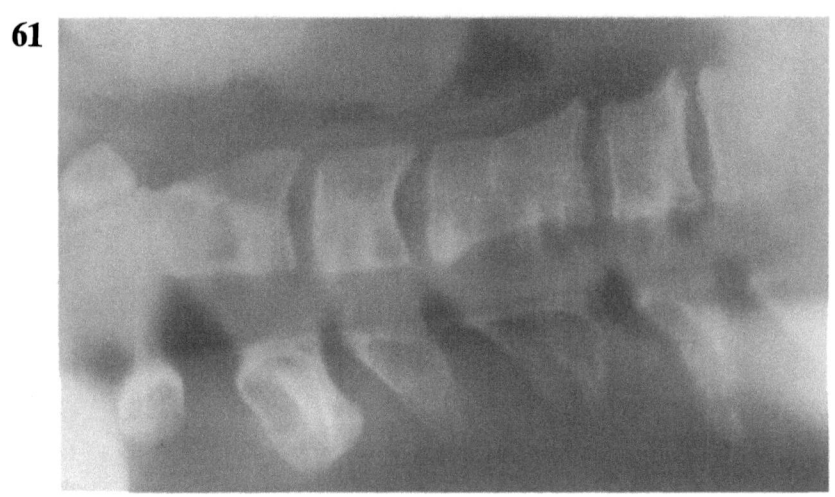

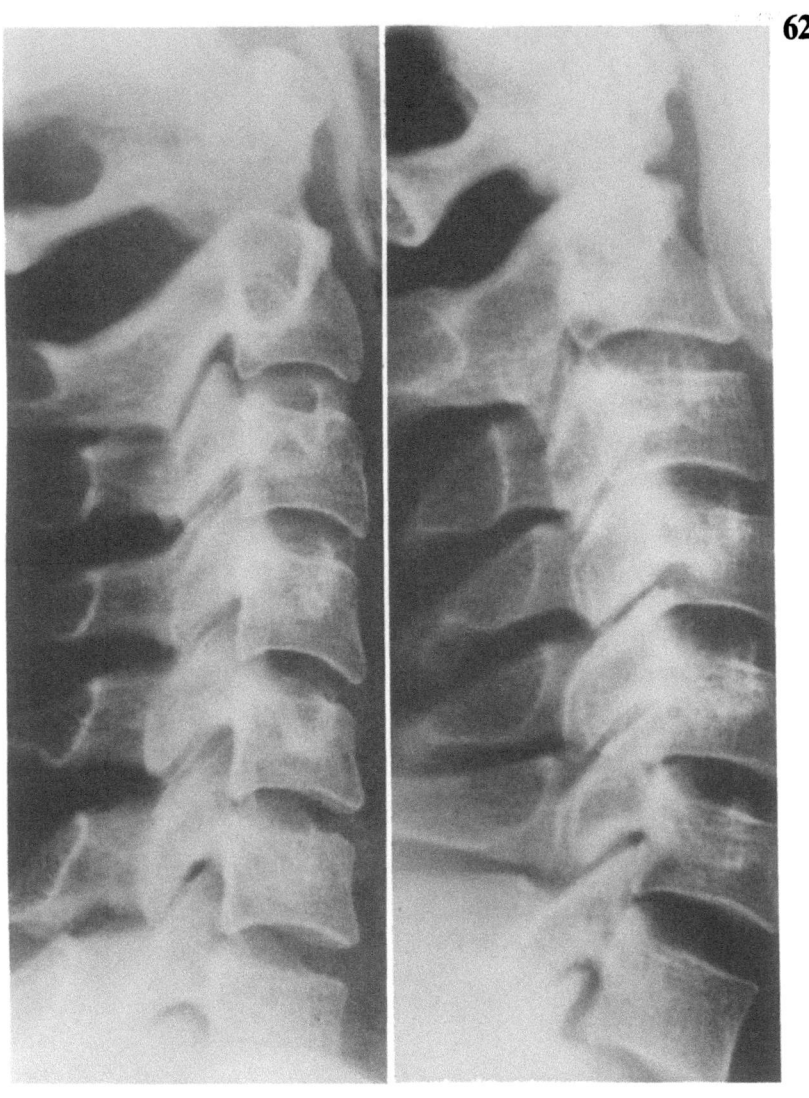

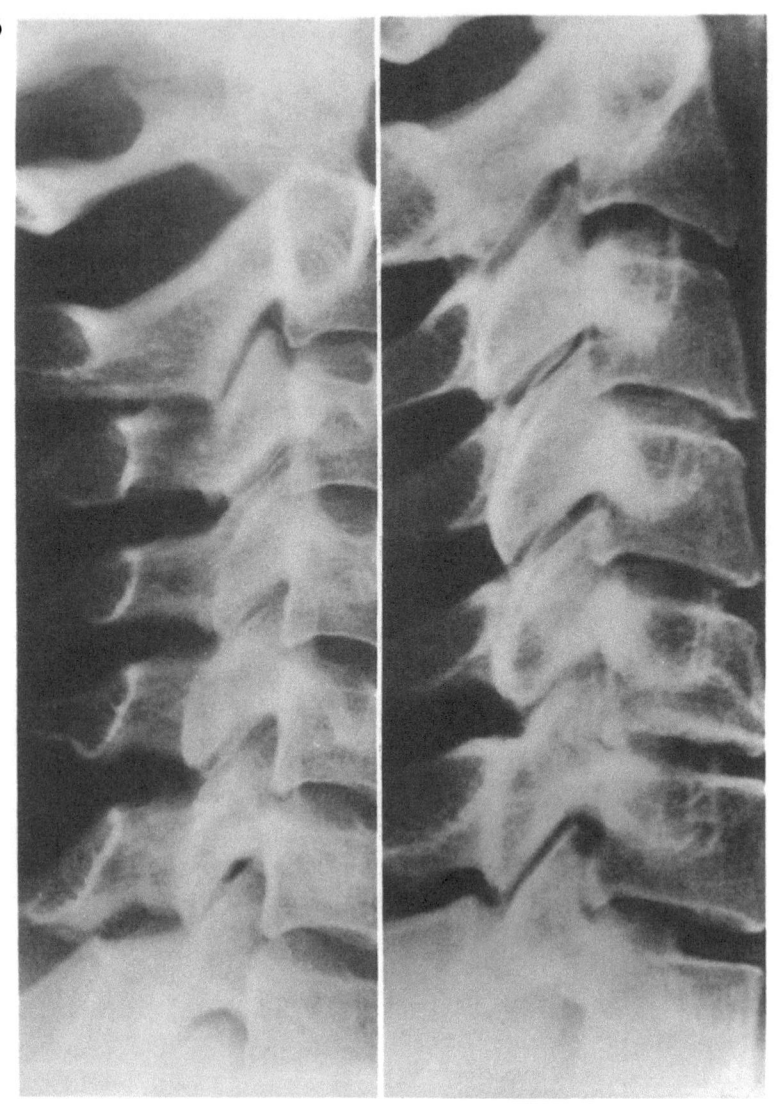

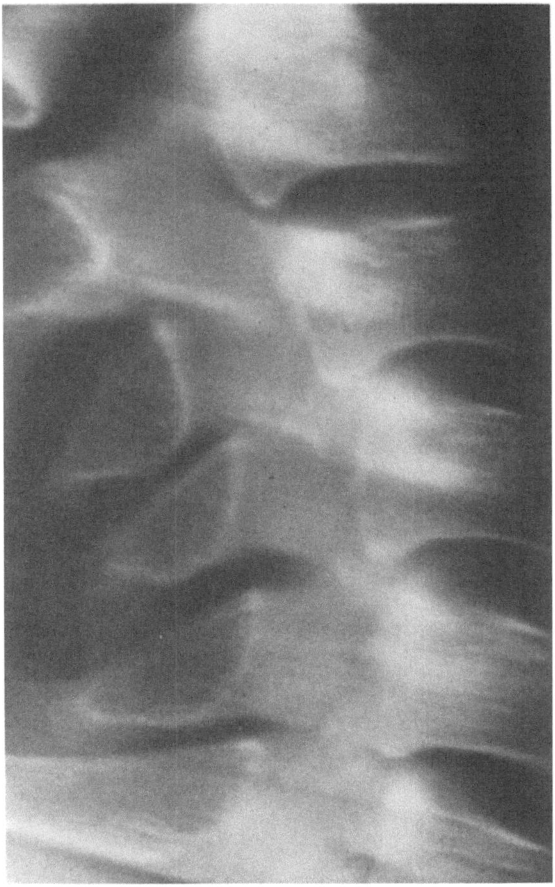

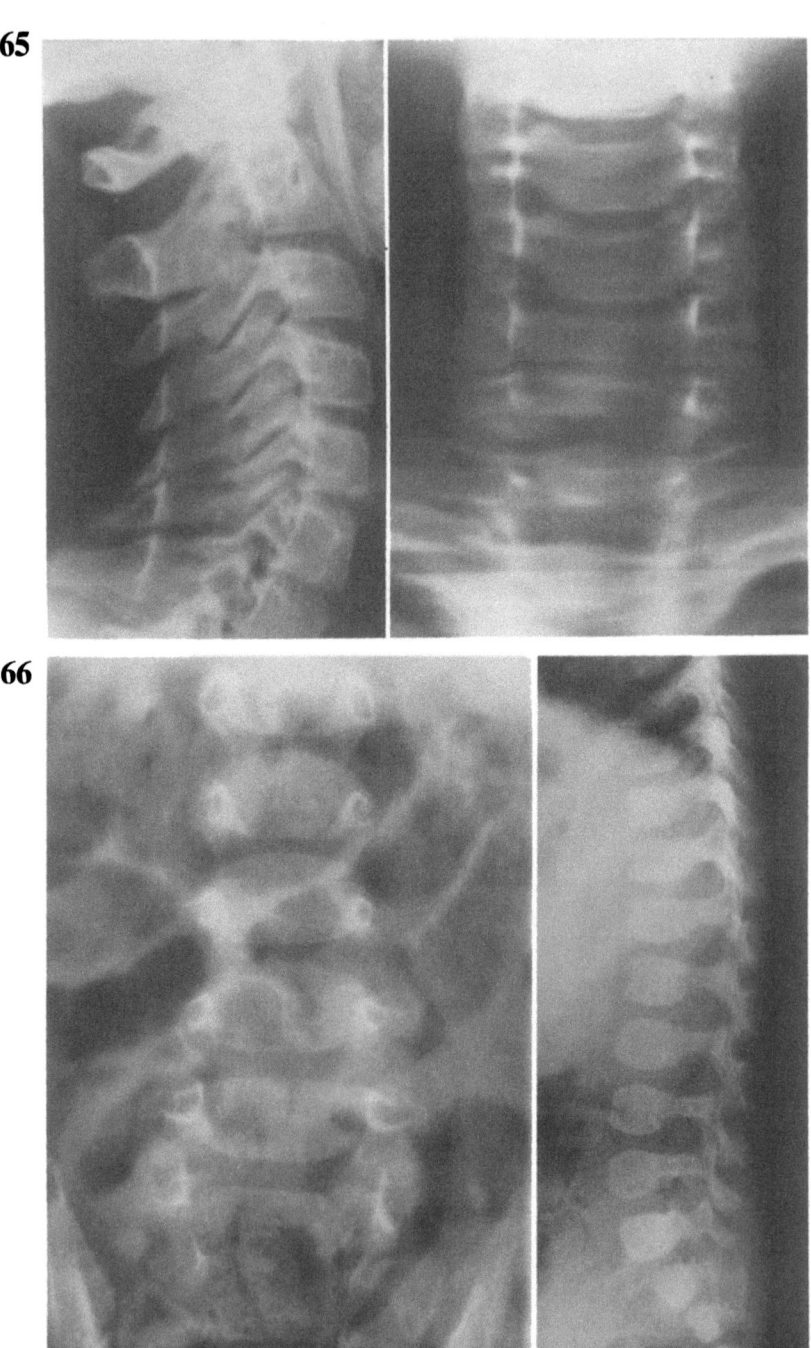

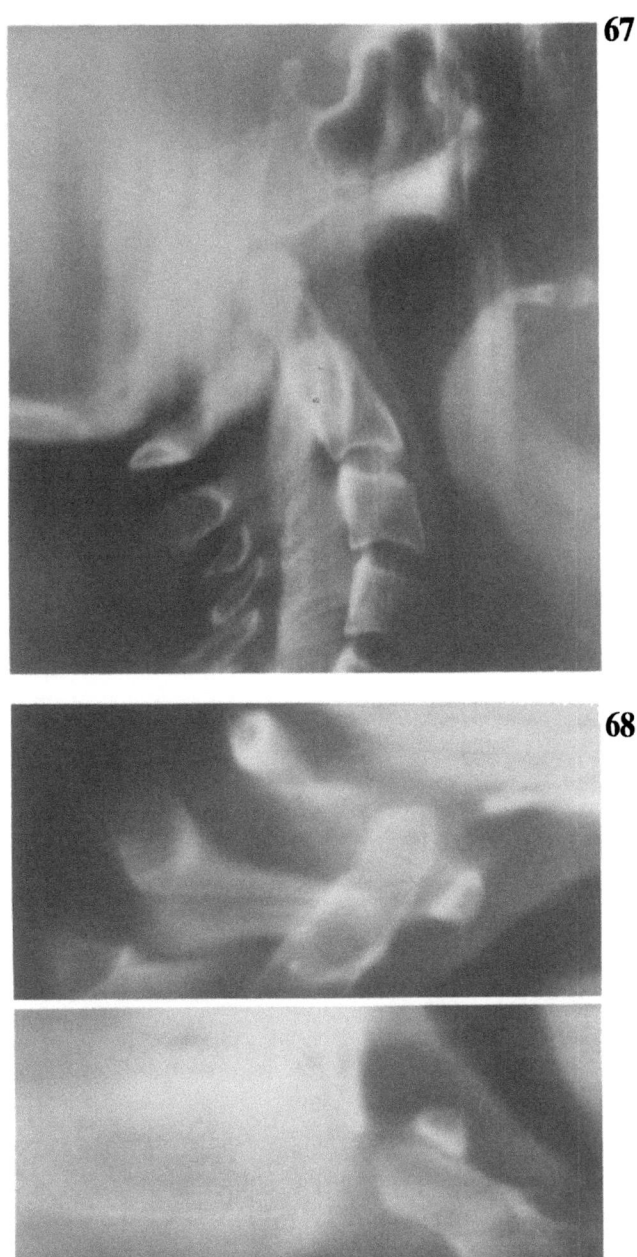

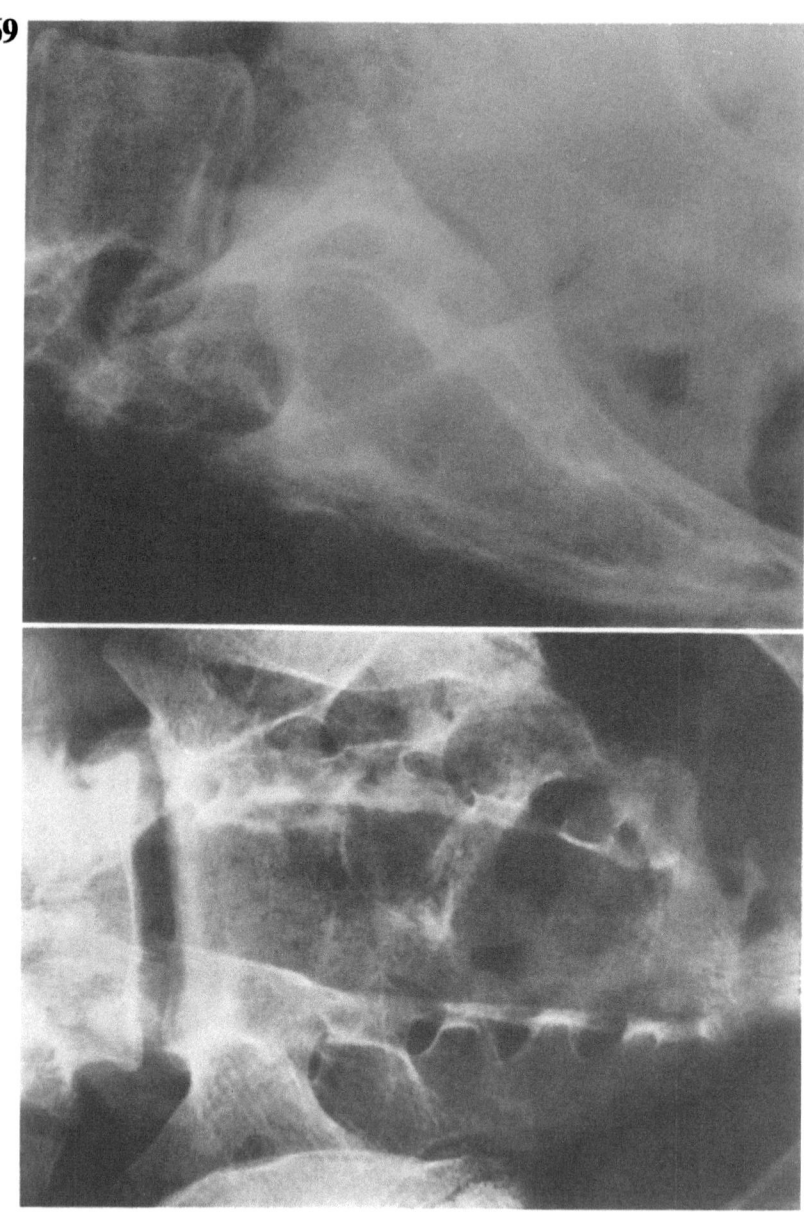

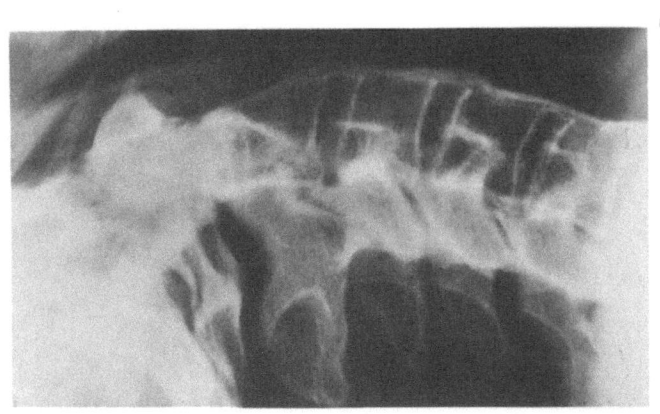

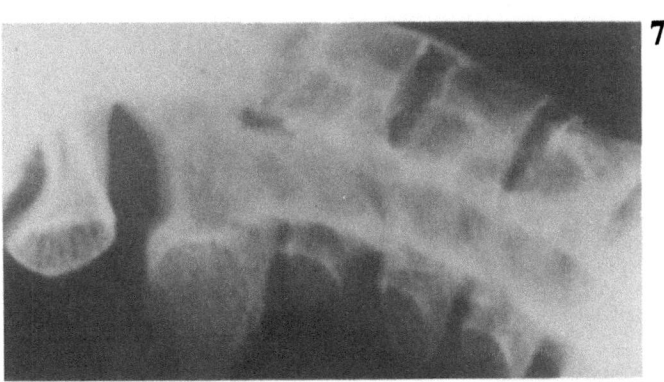

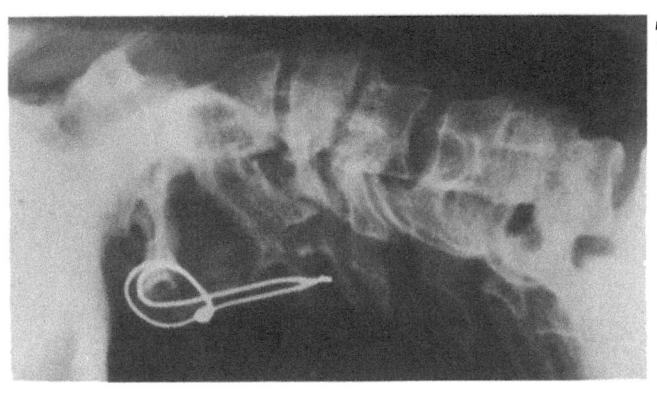

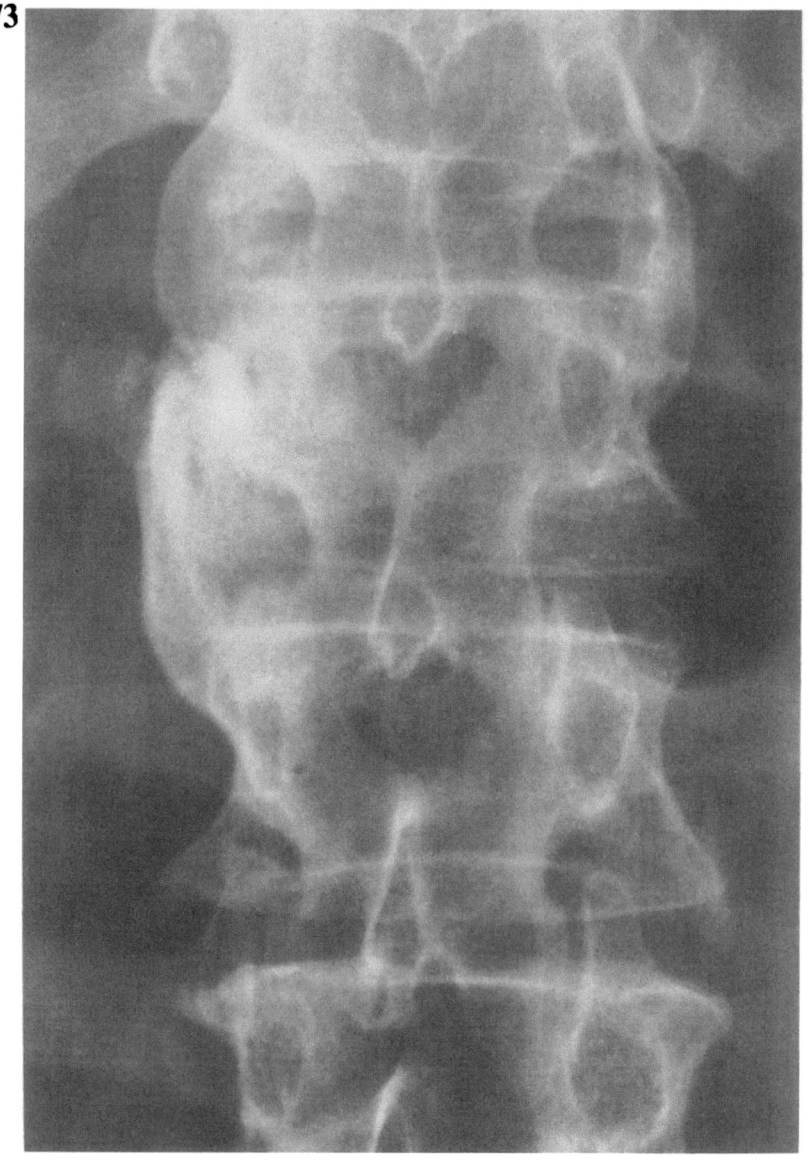

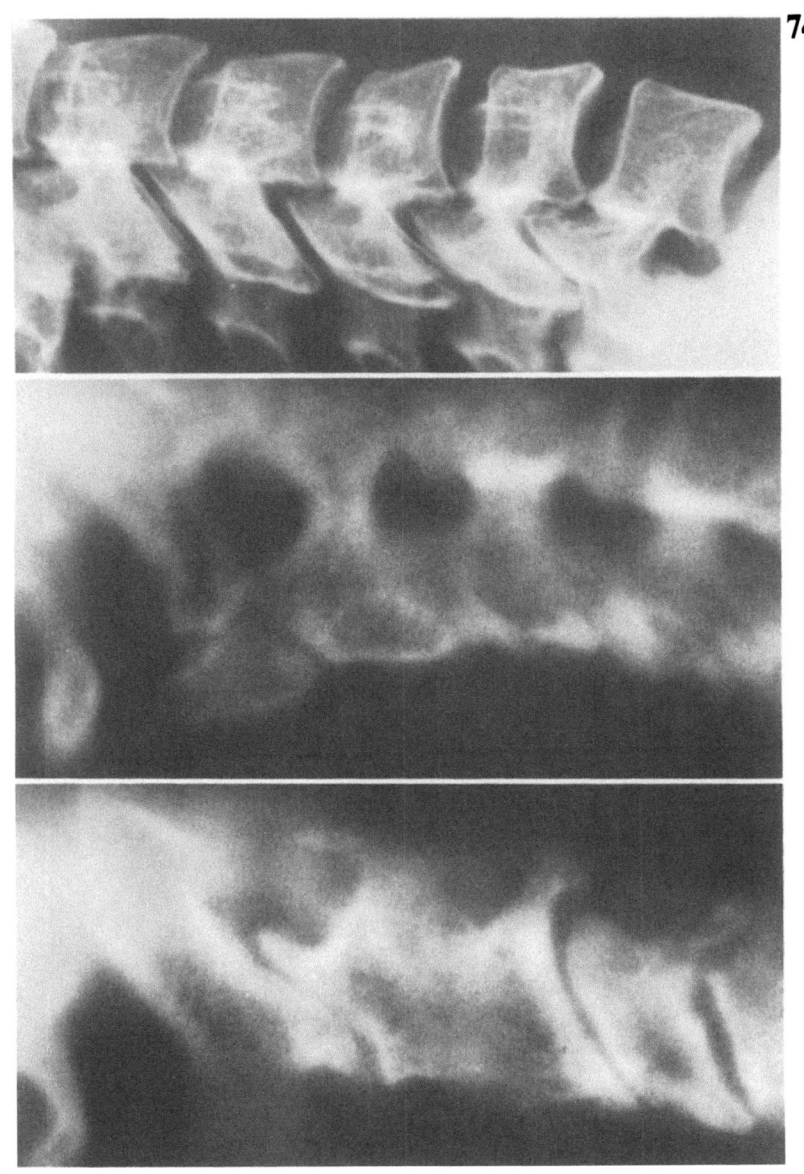

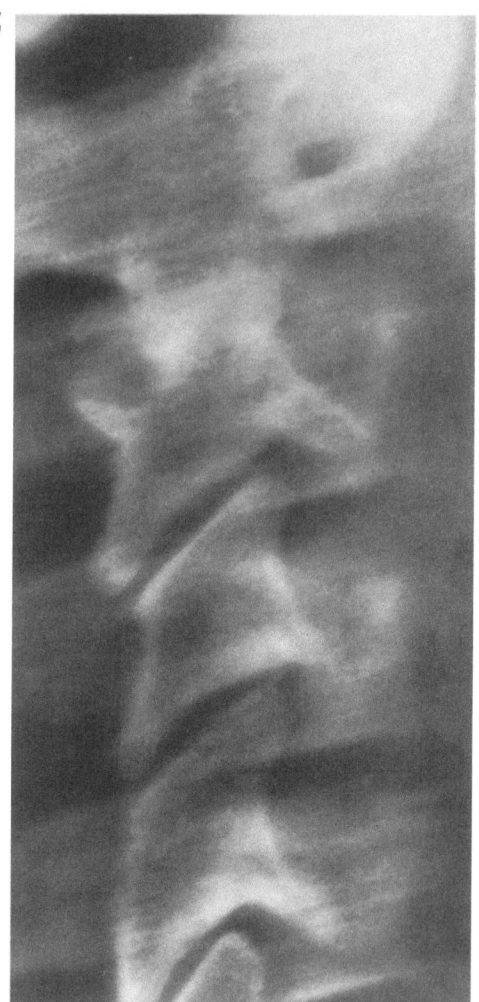

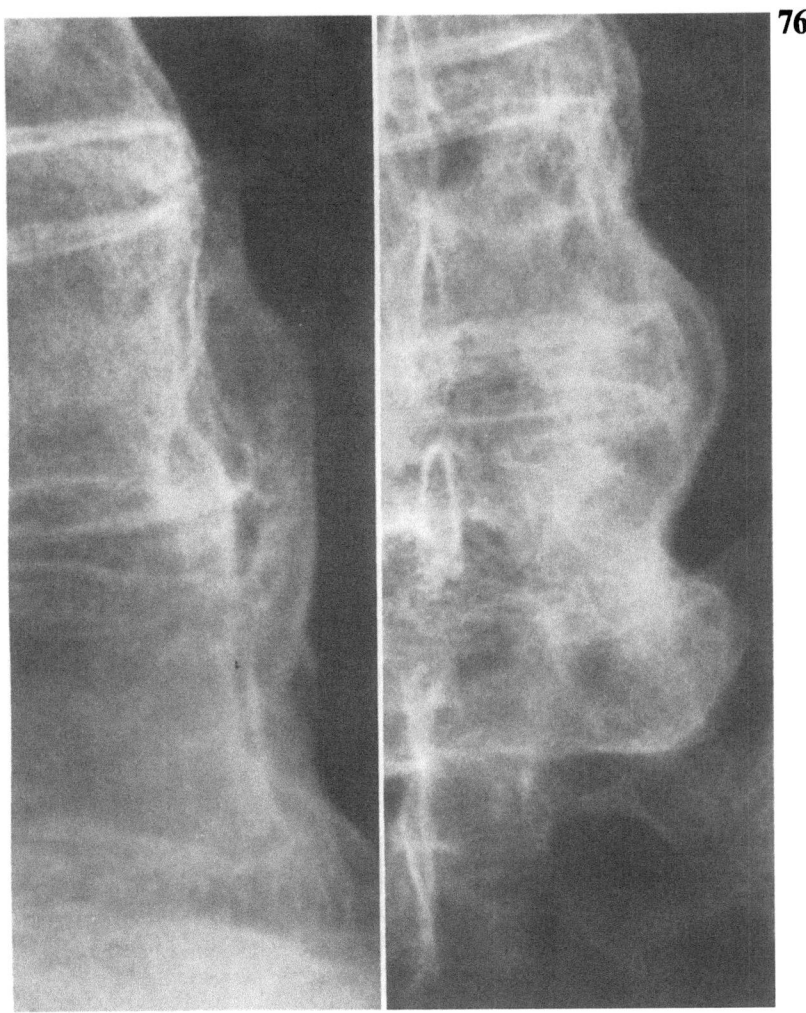

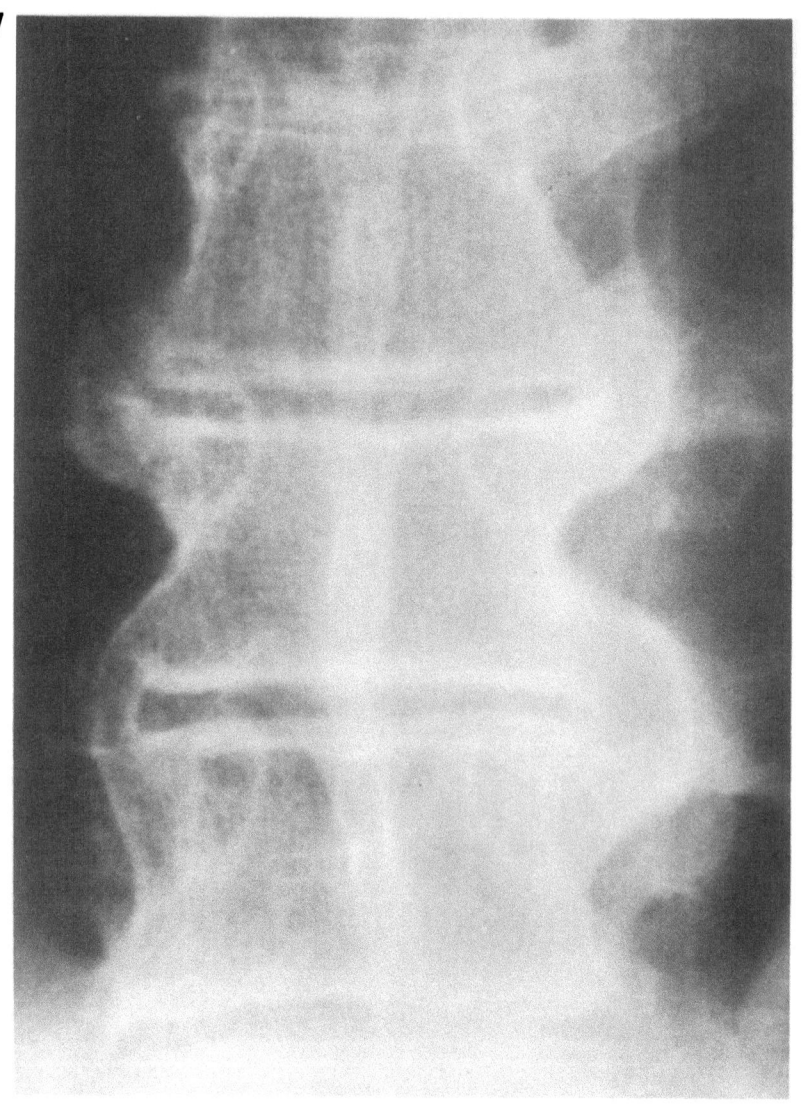

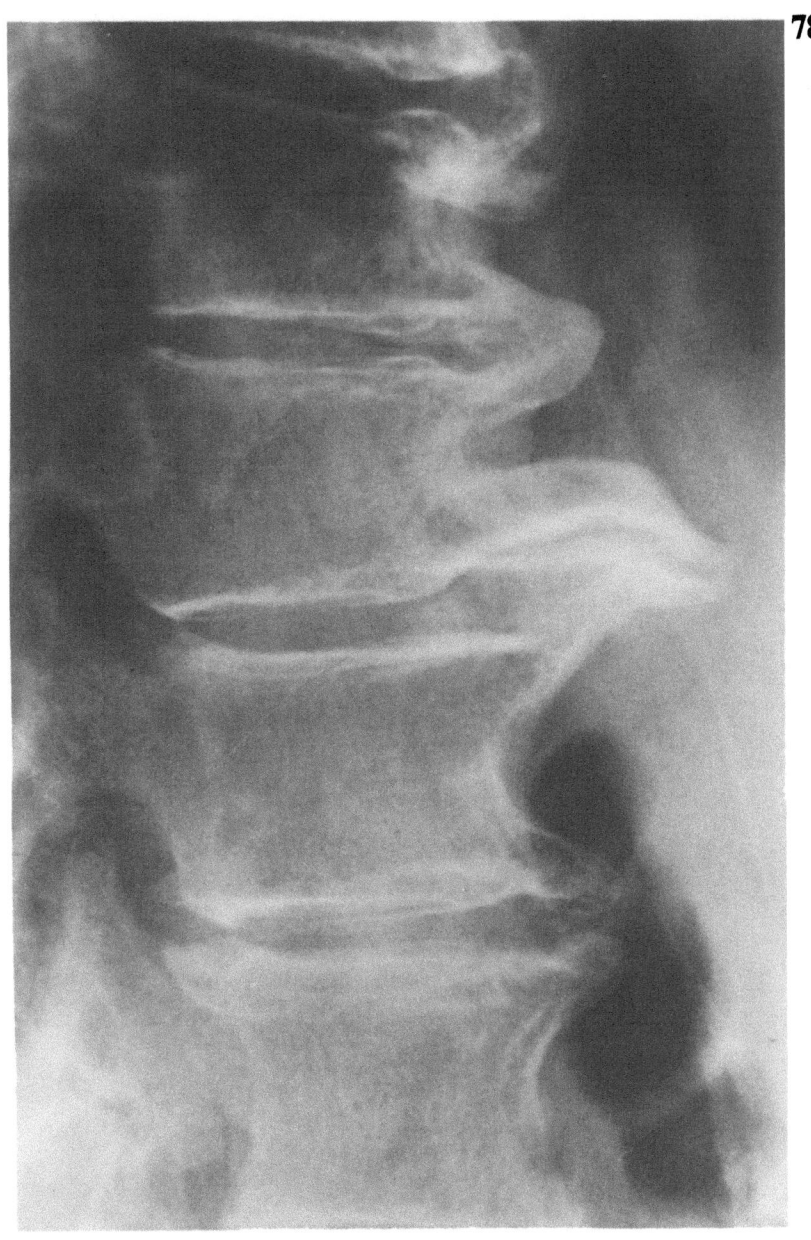

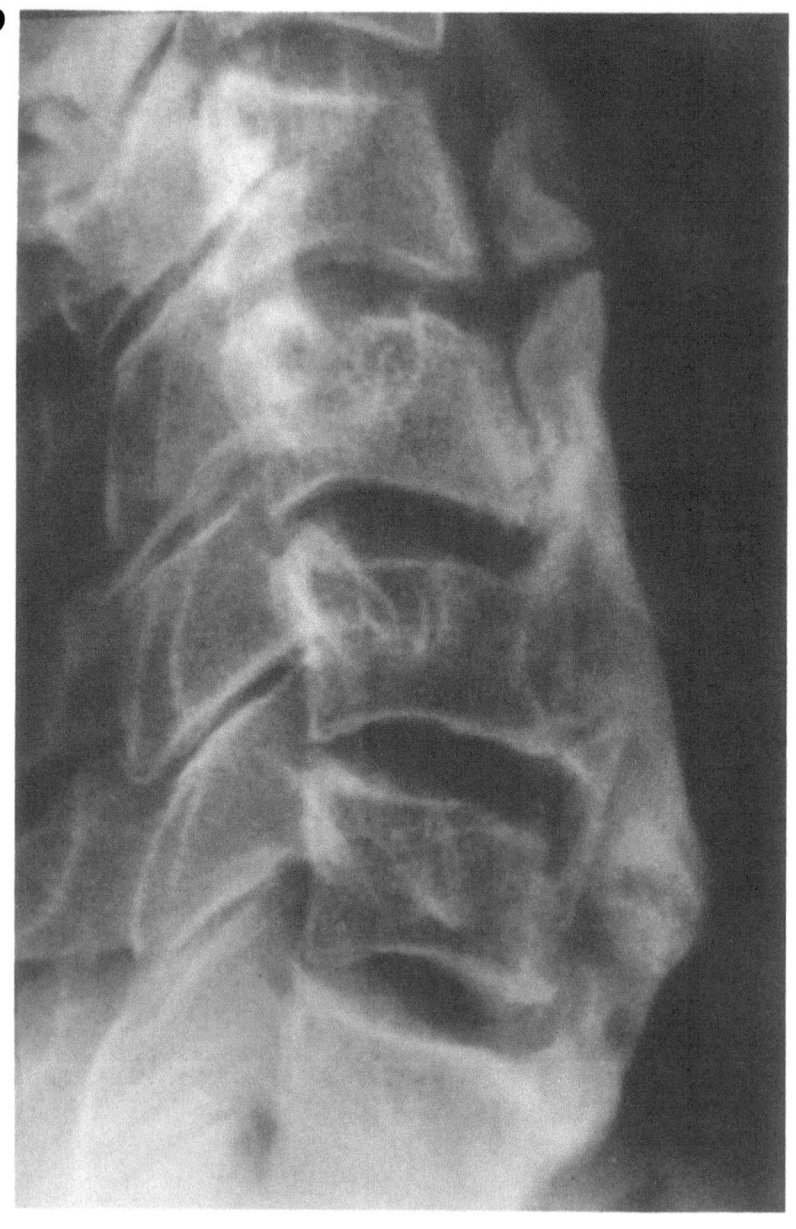

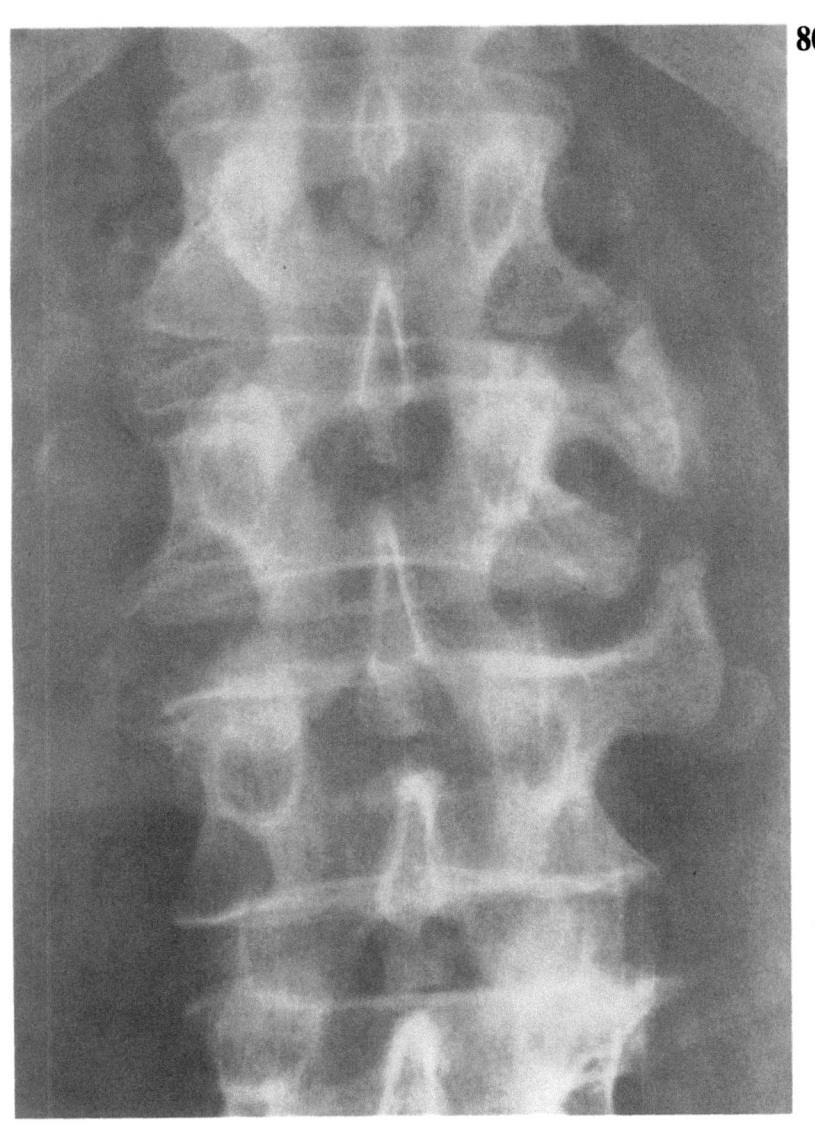

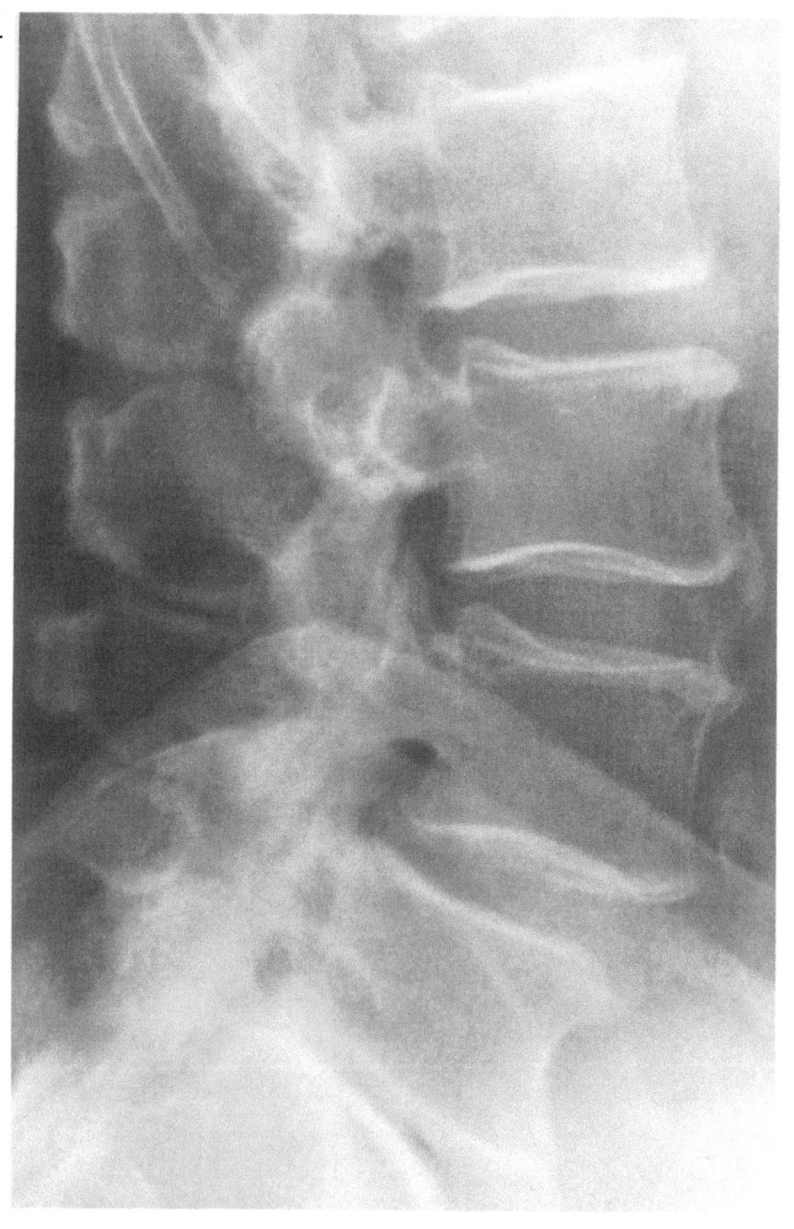

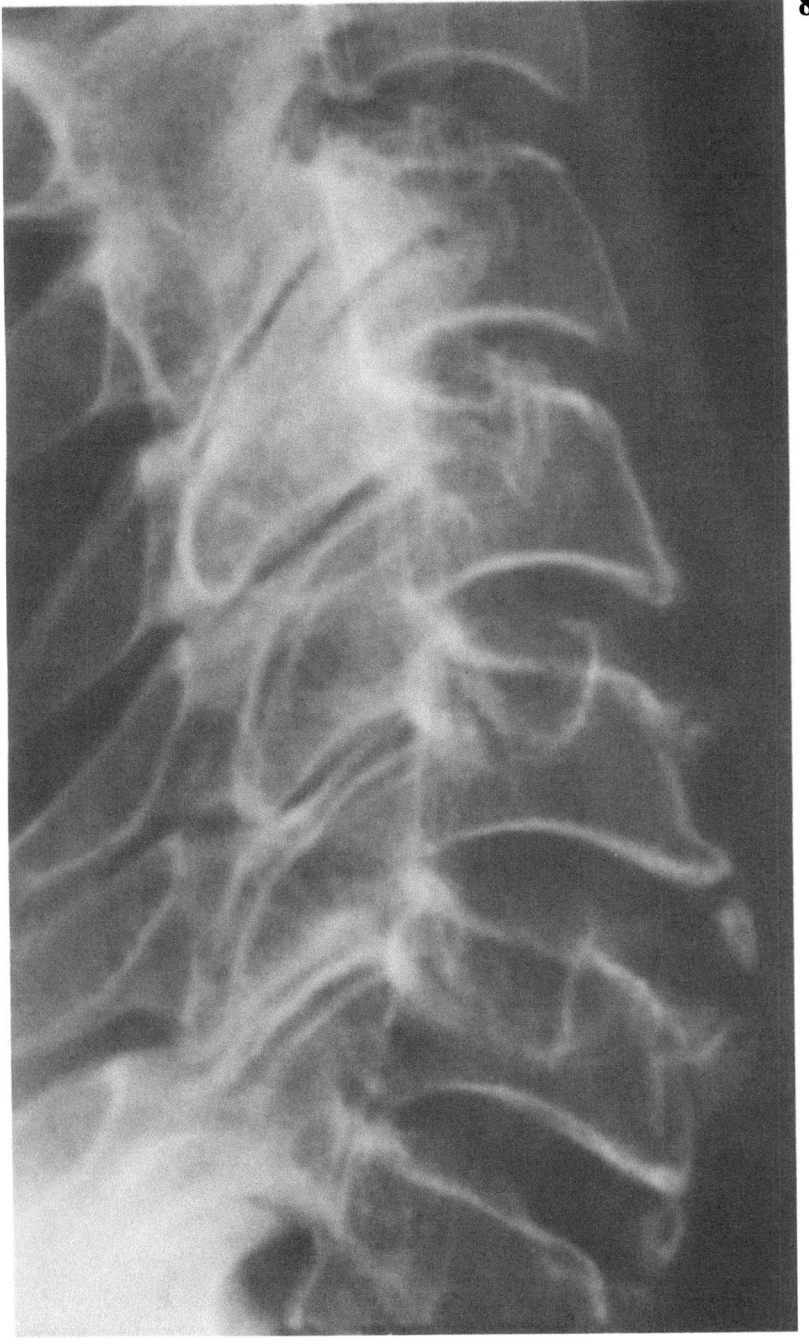

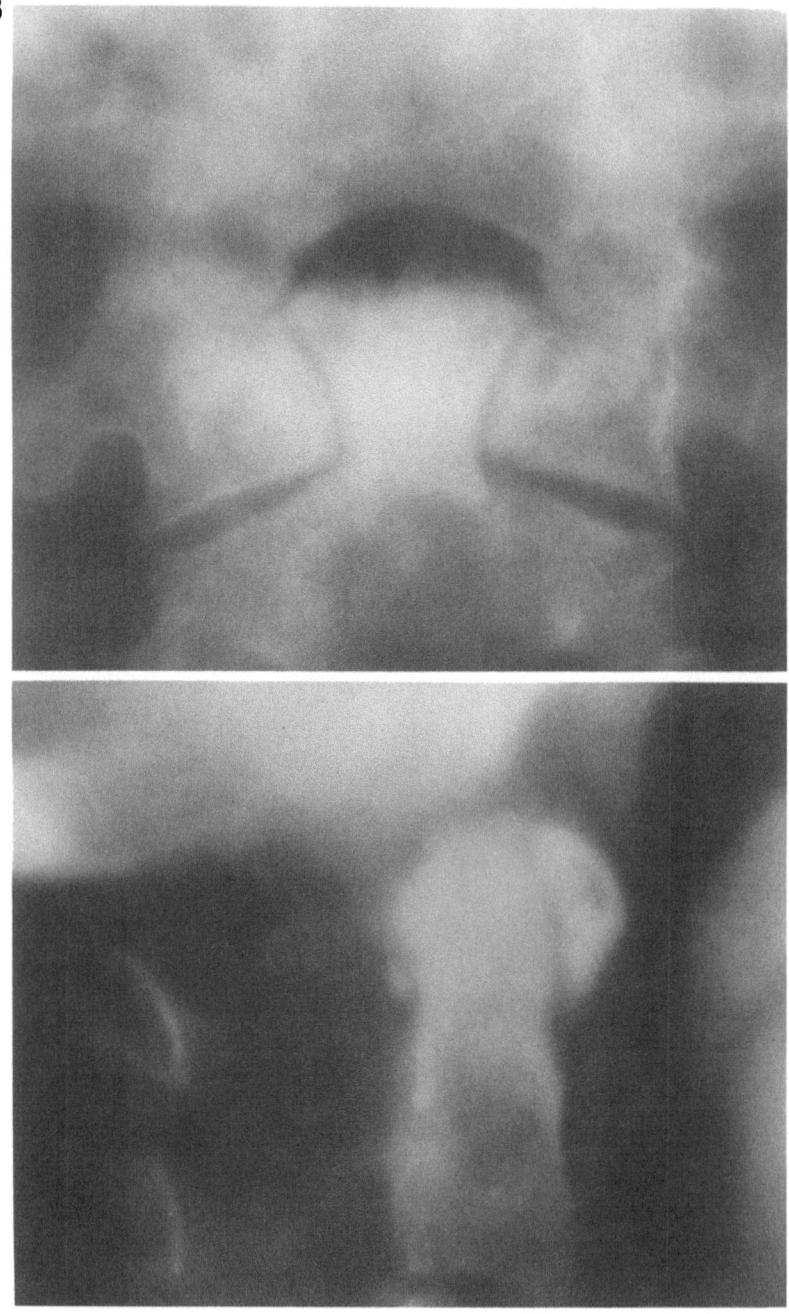

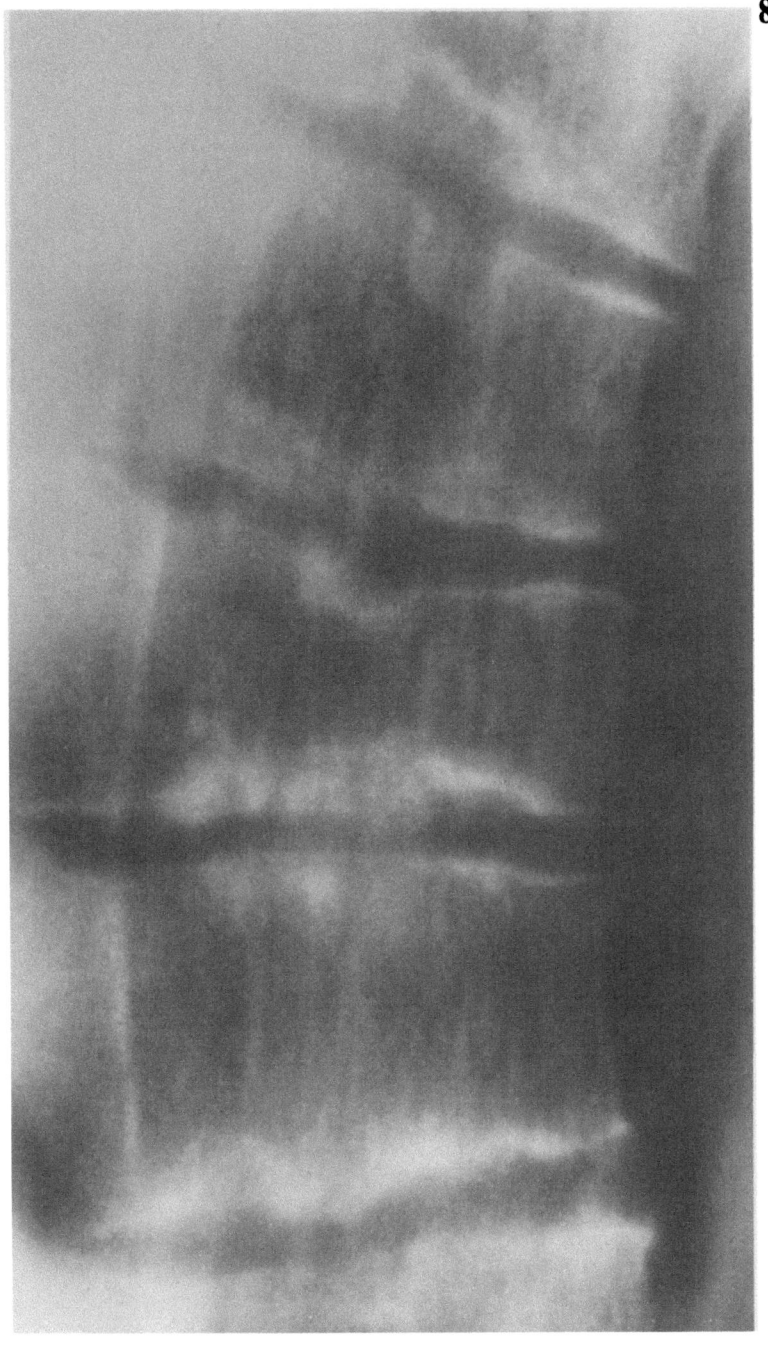

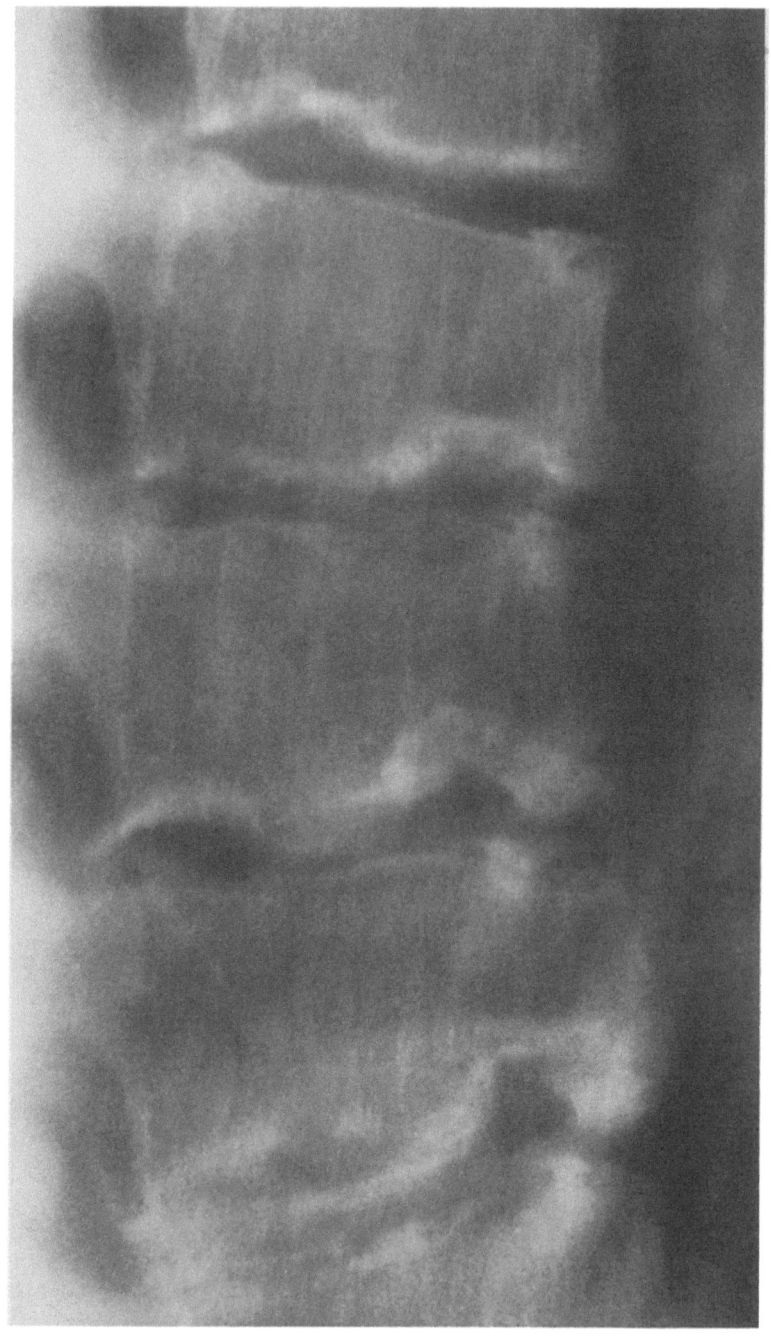

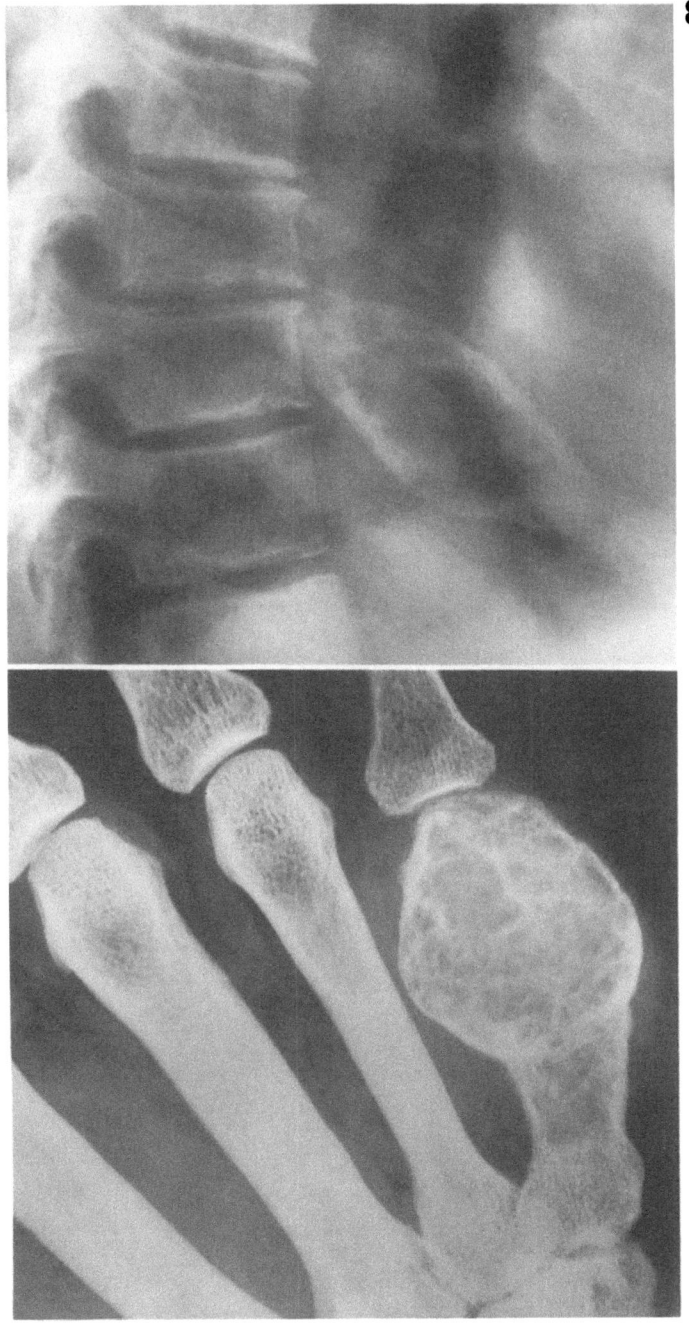

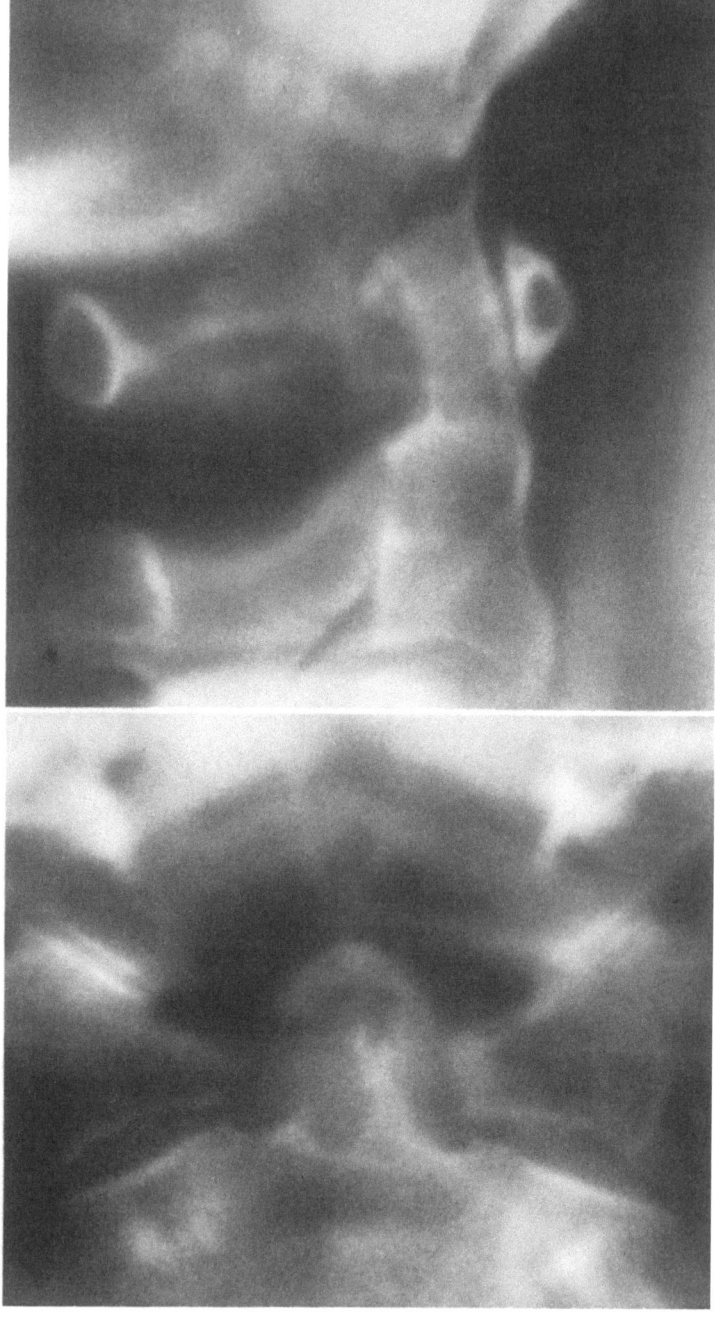

87

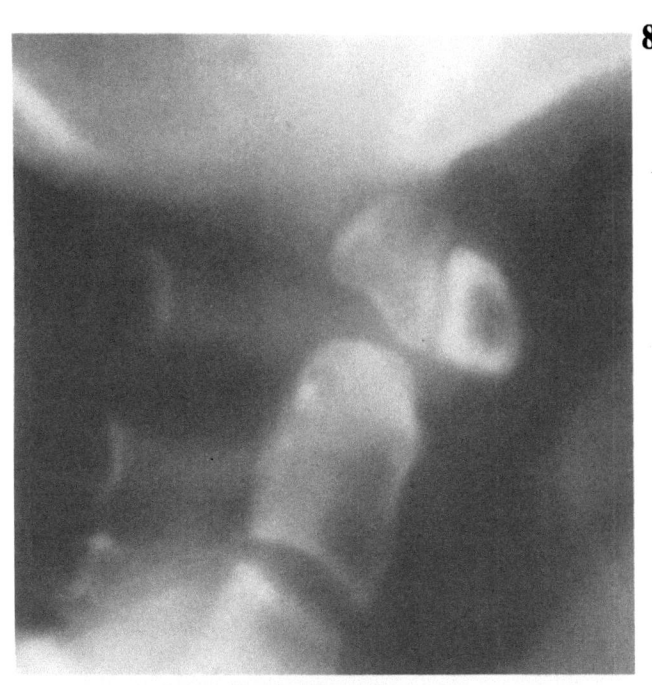

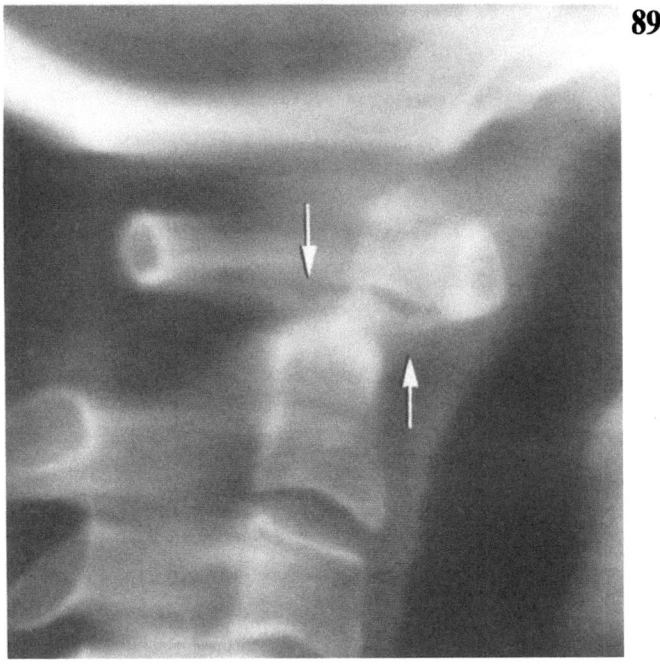

90

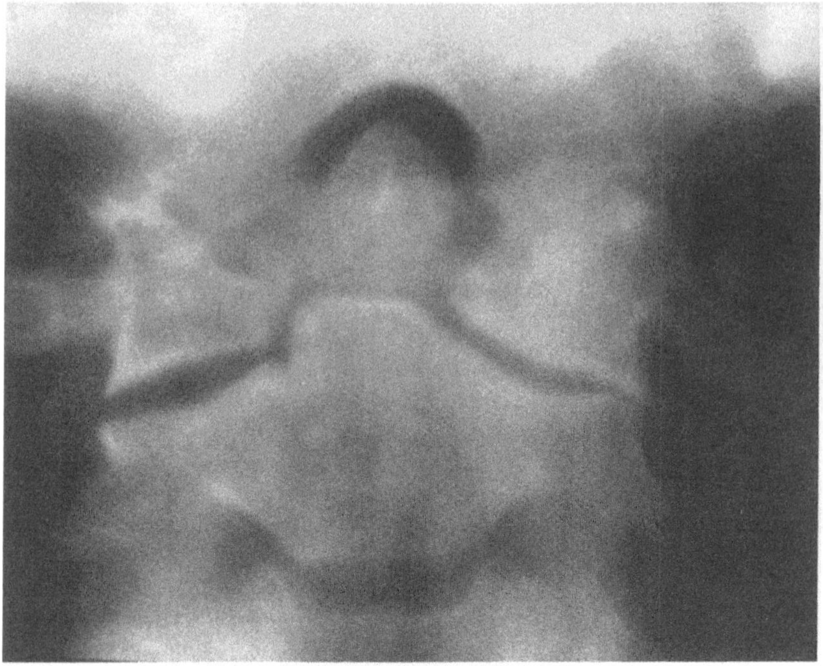

91

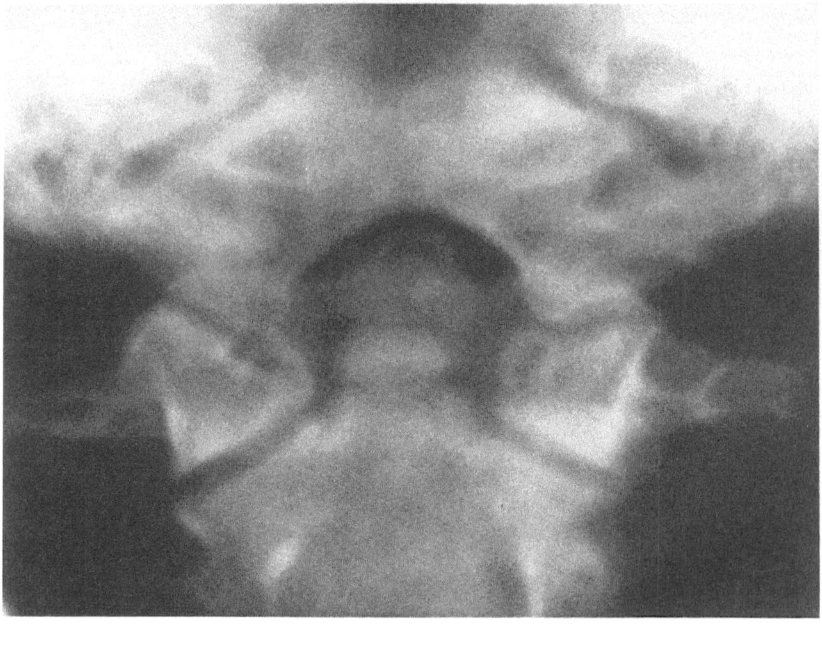

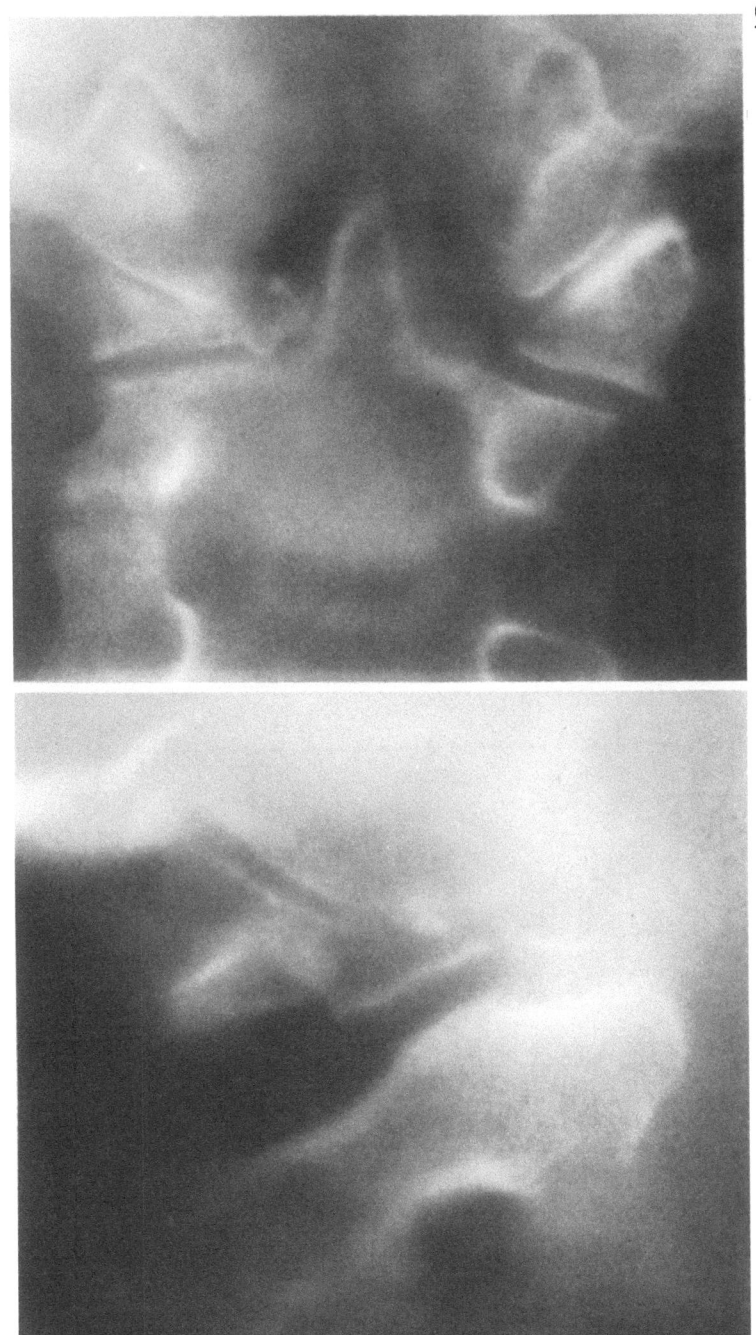

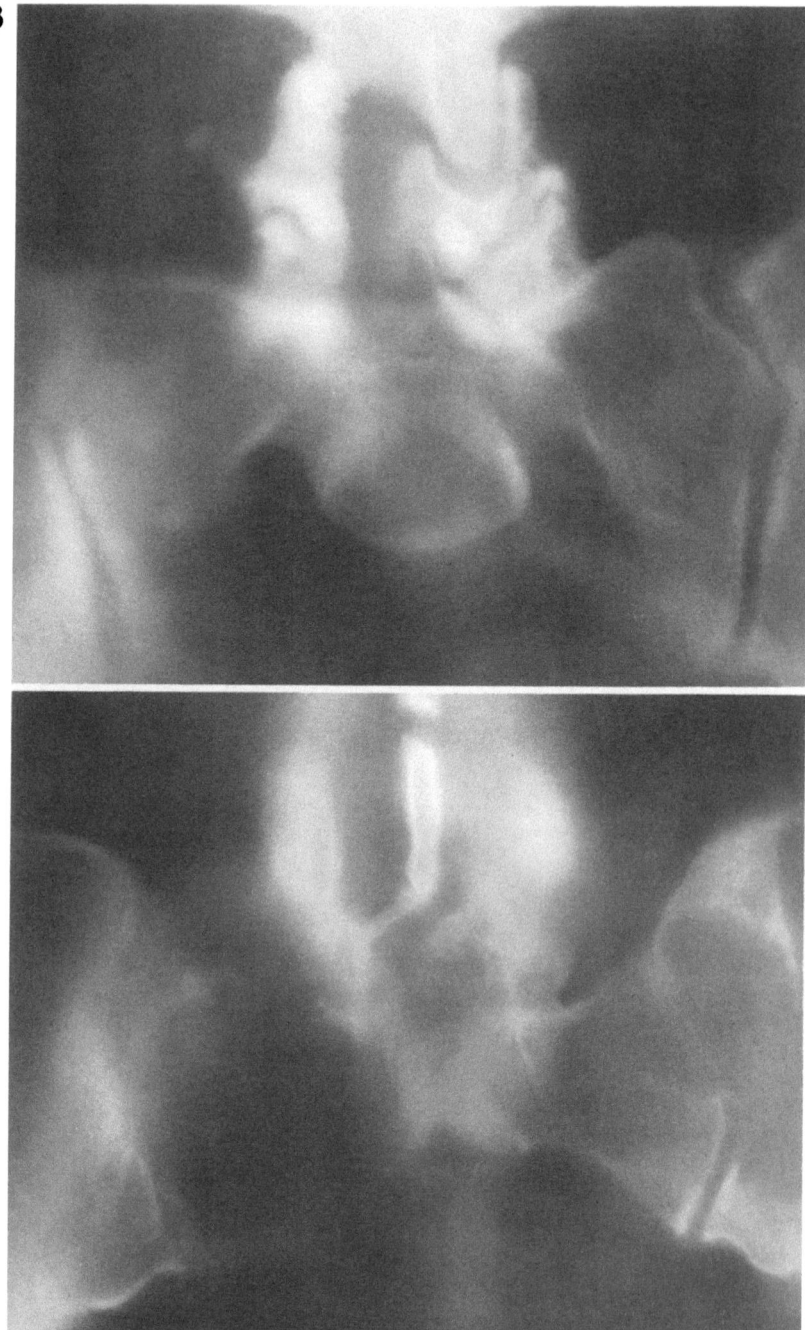

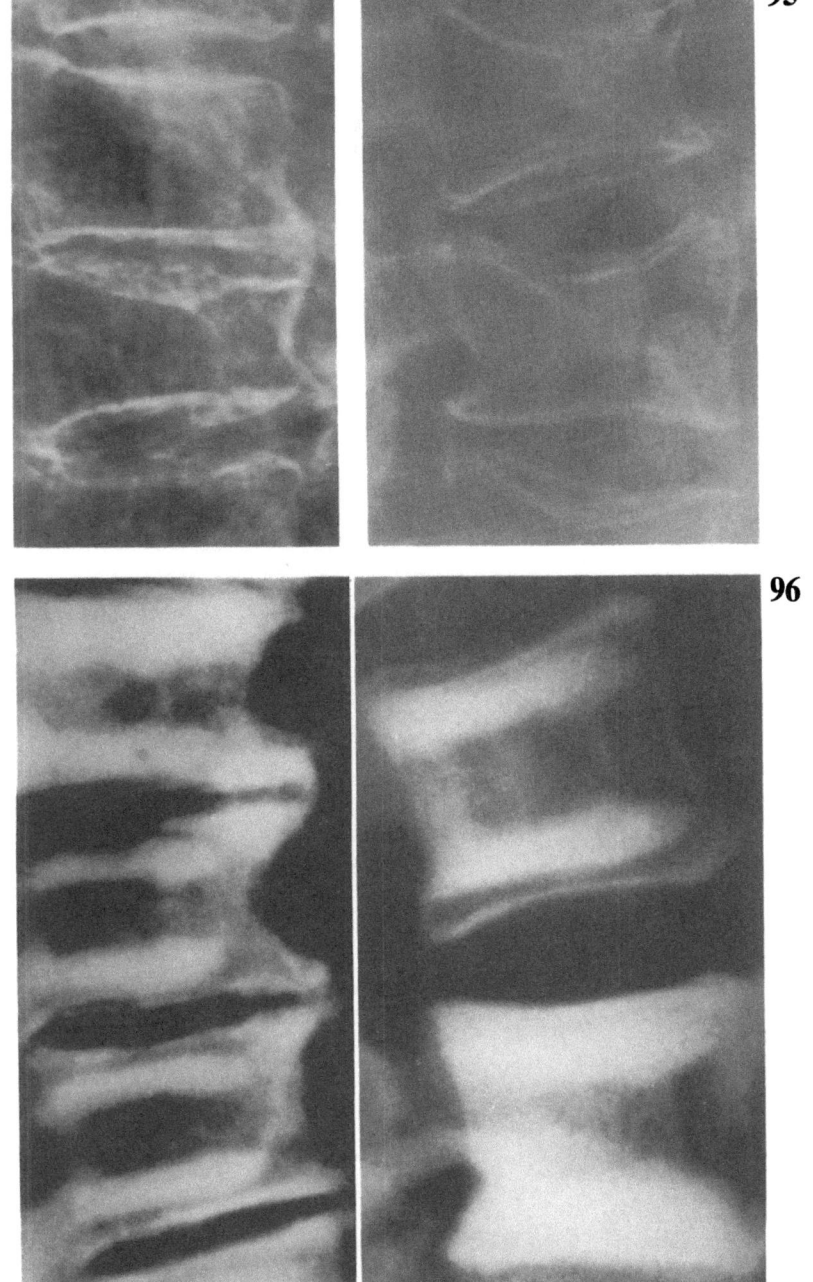

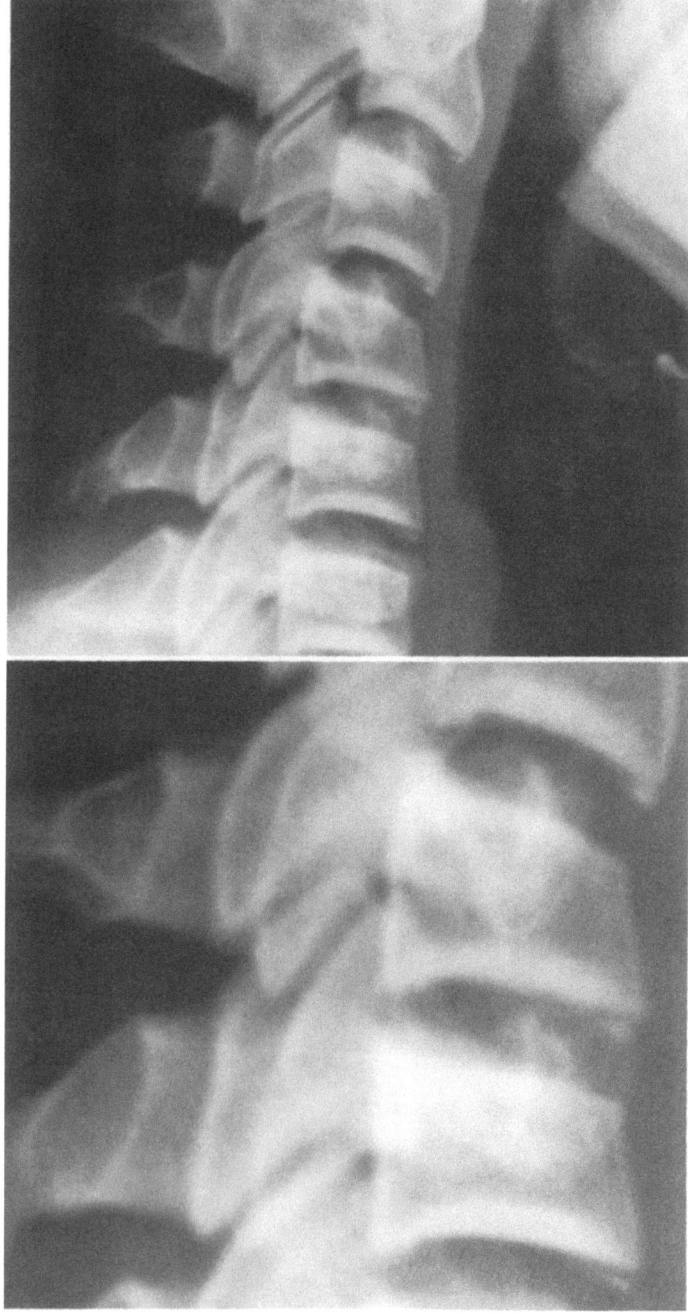

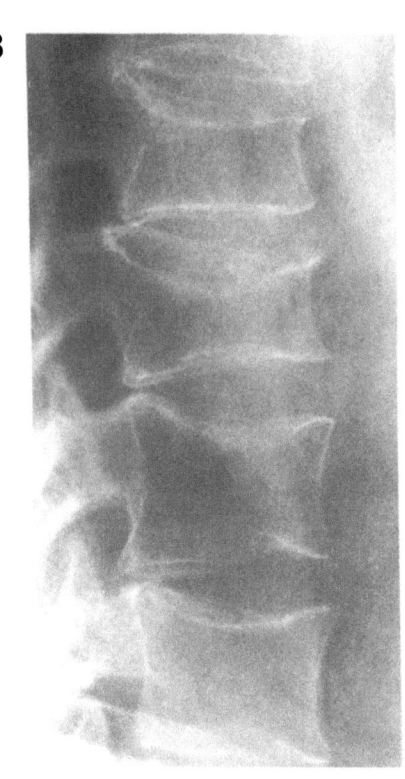 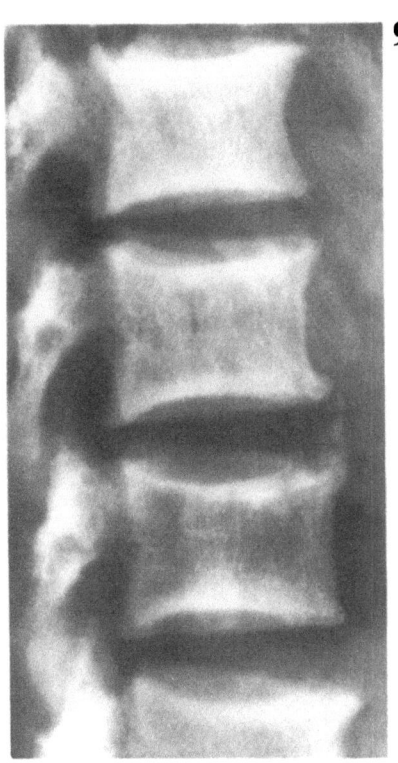

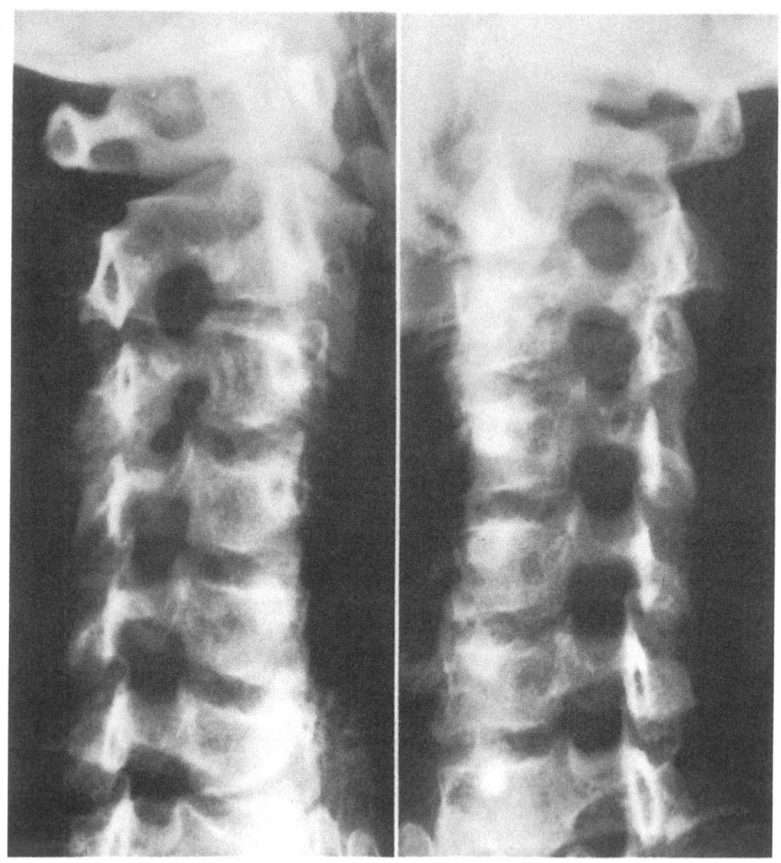

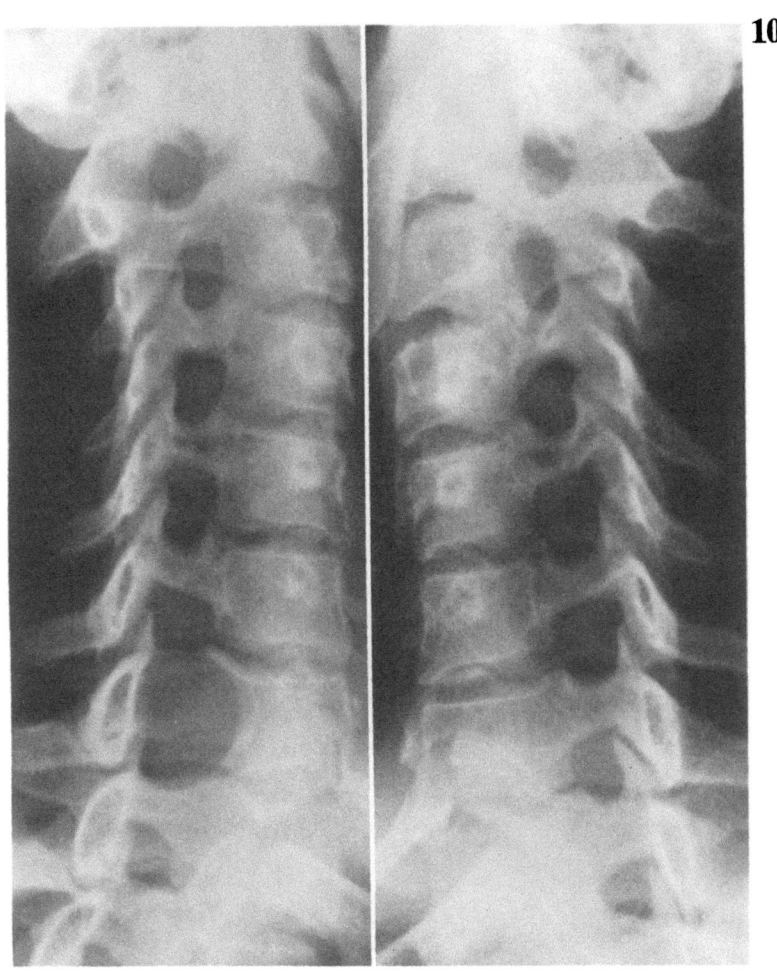

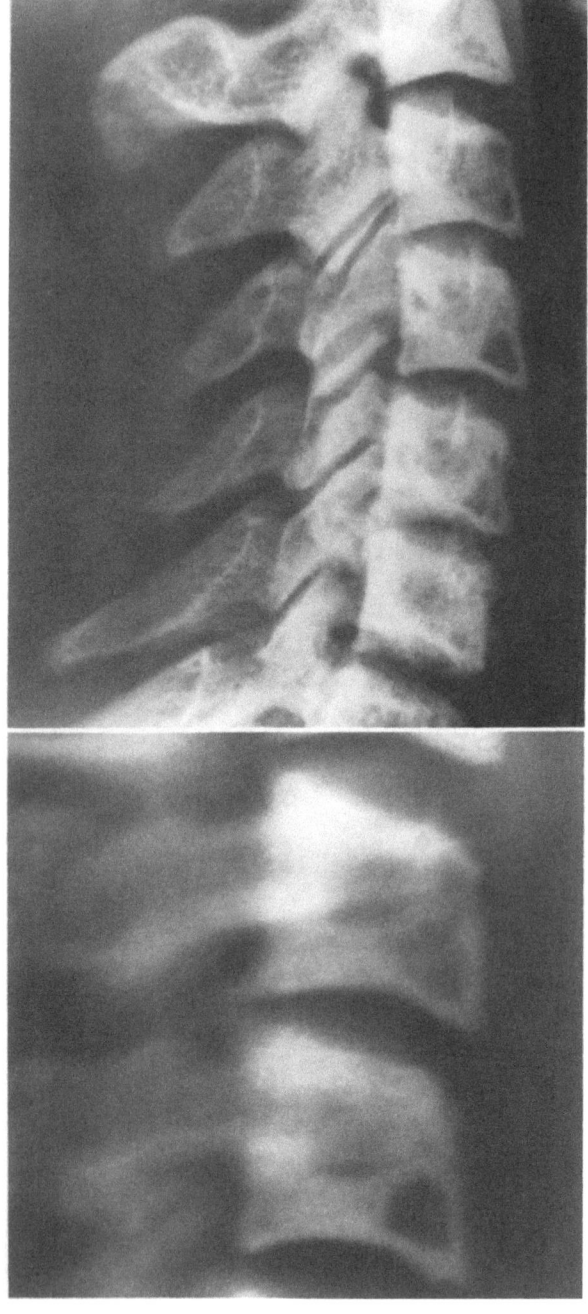

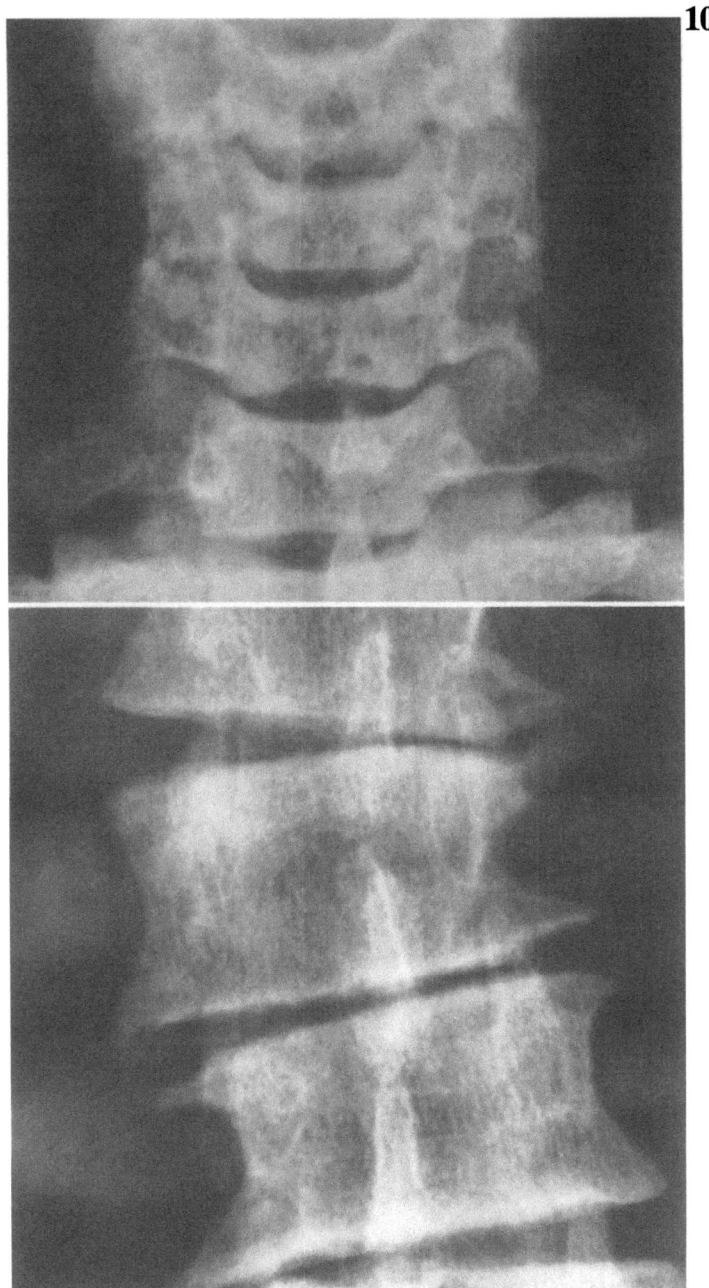

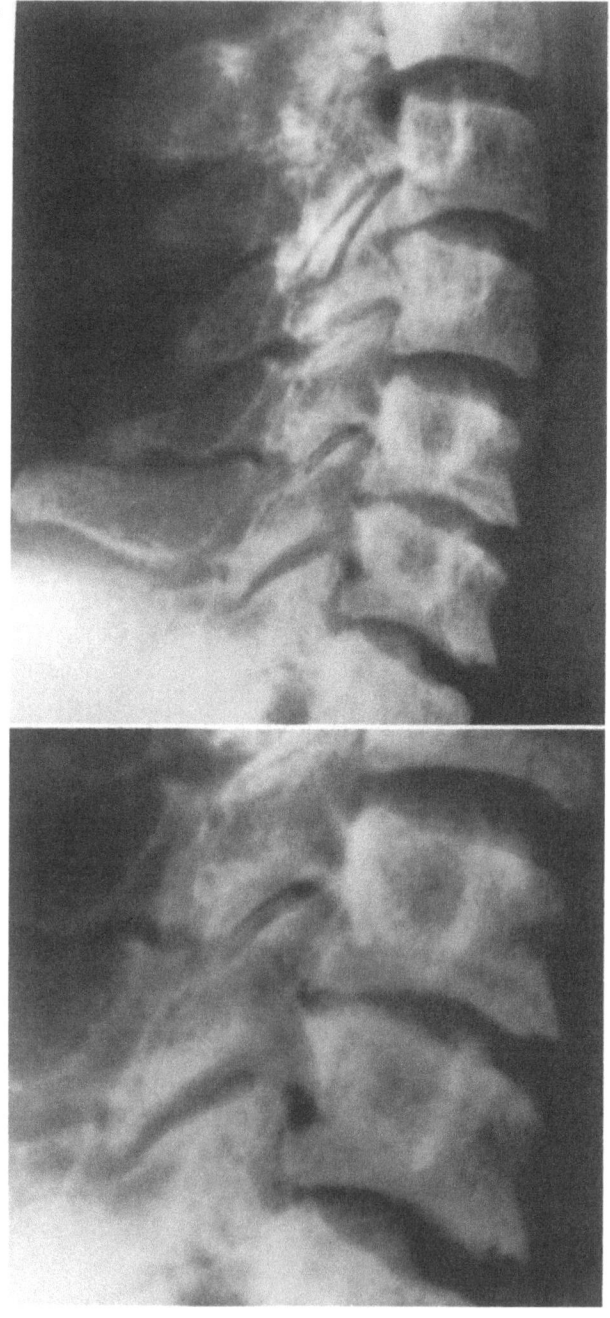

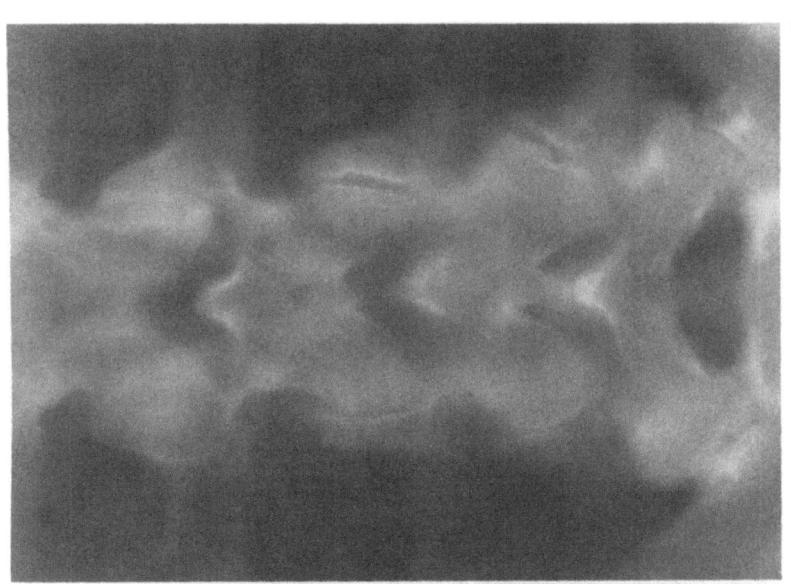
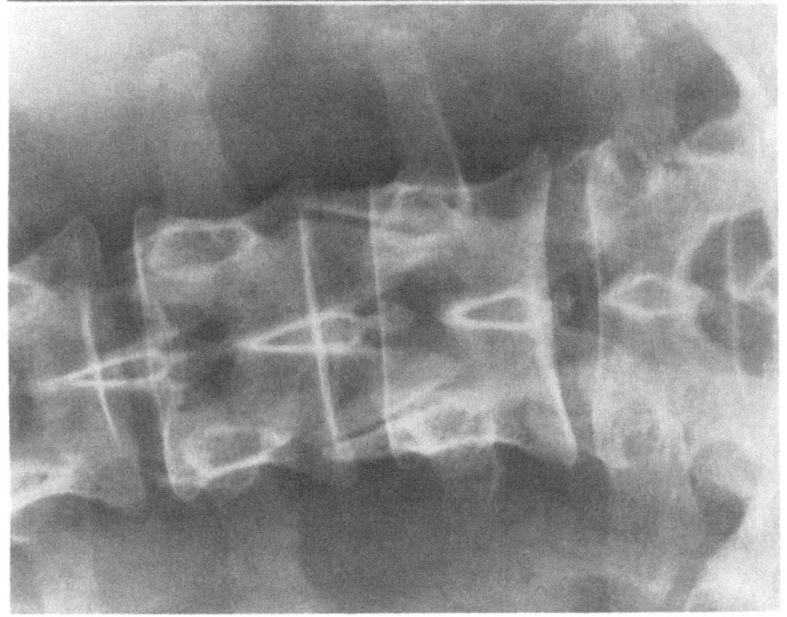

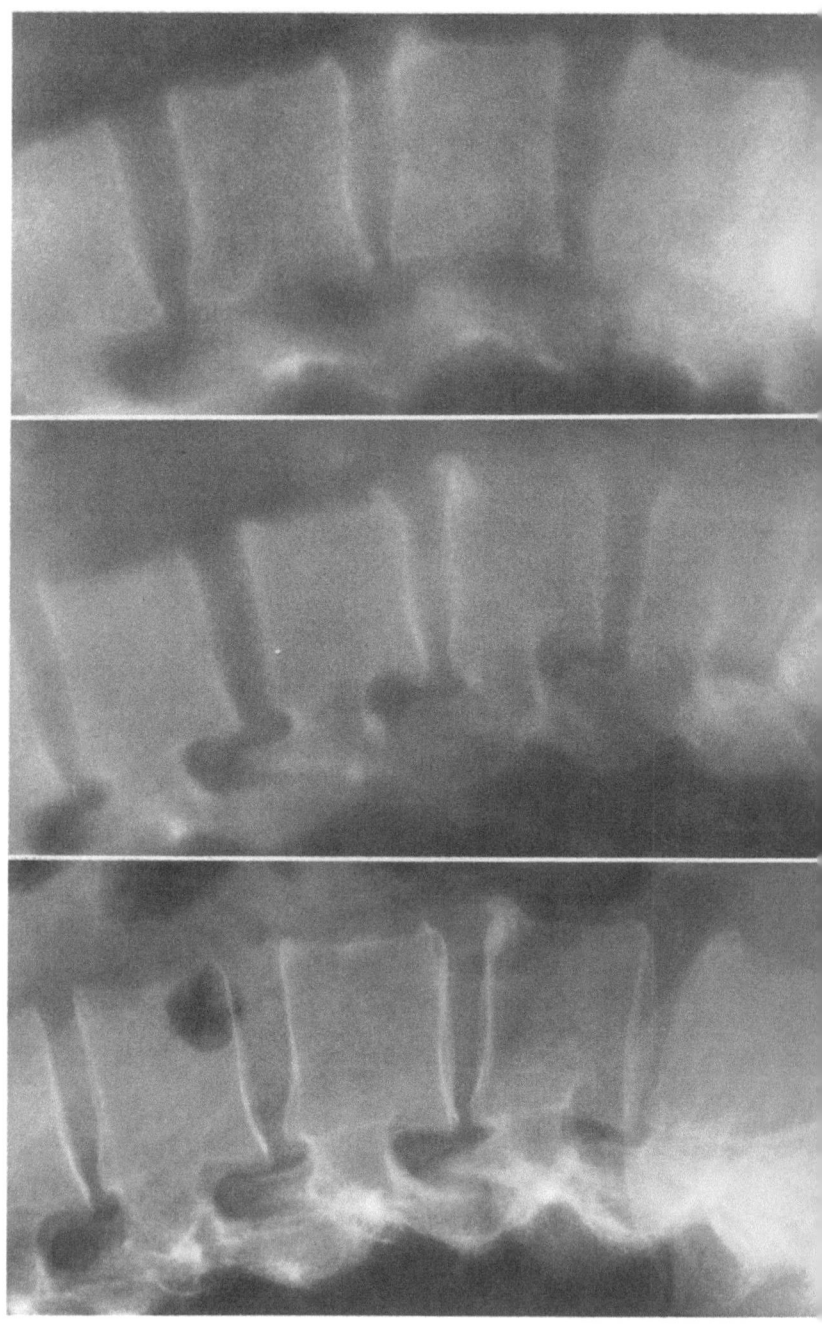

106

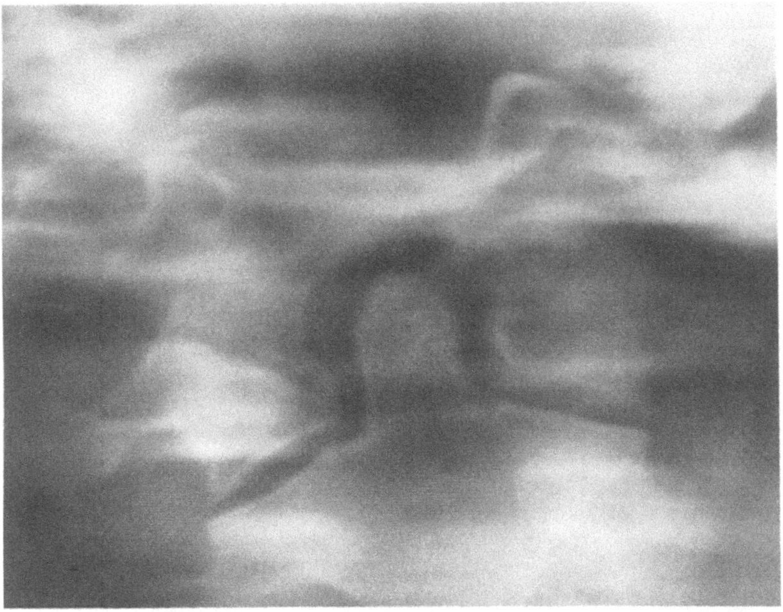

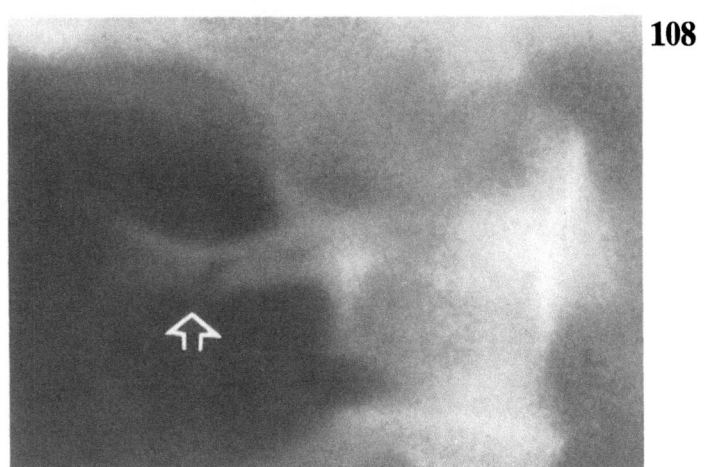

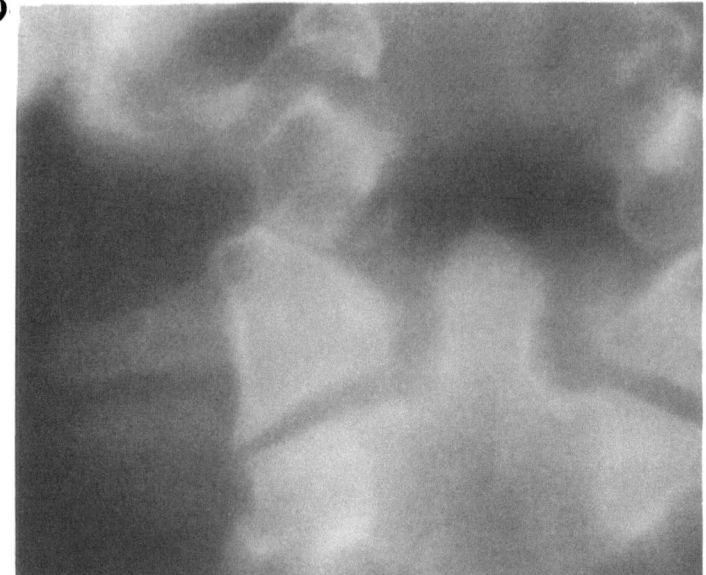

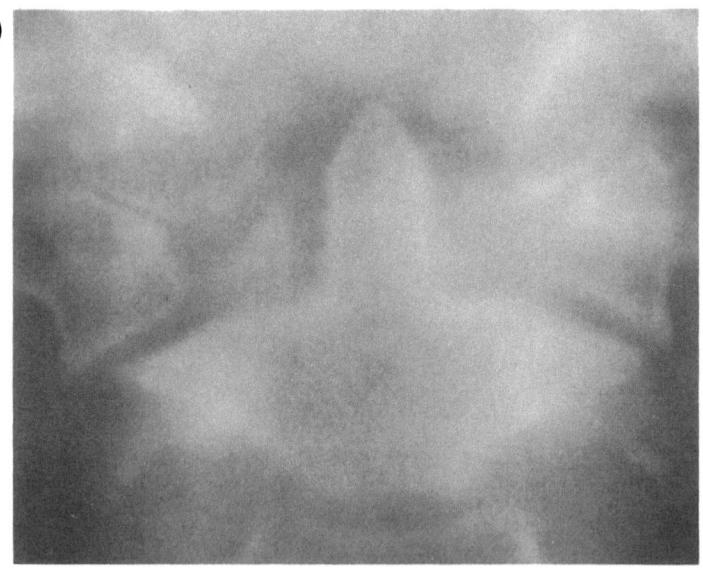

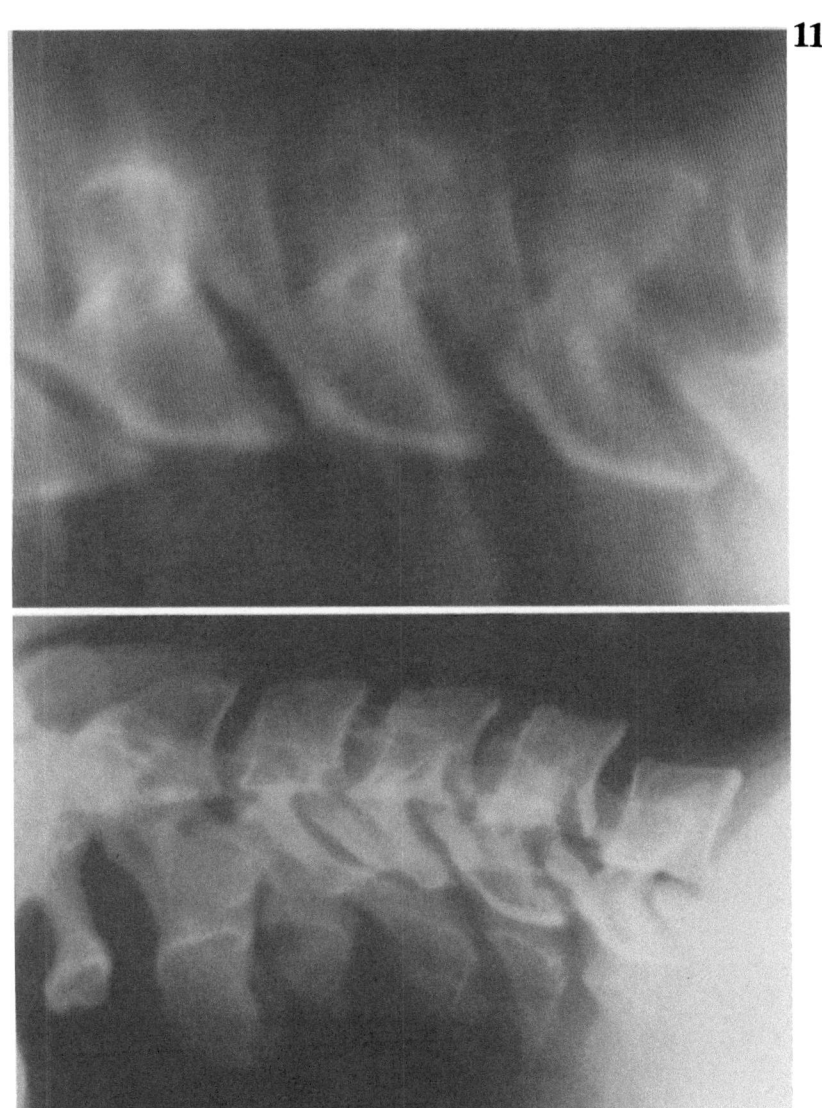

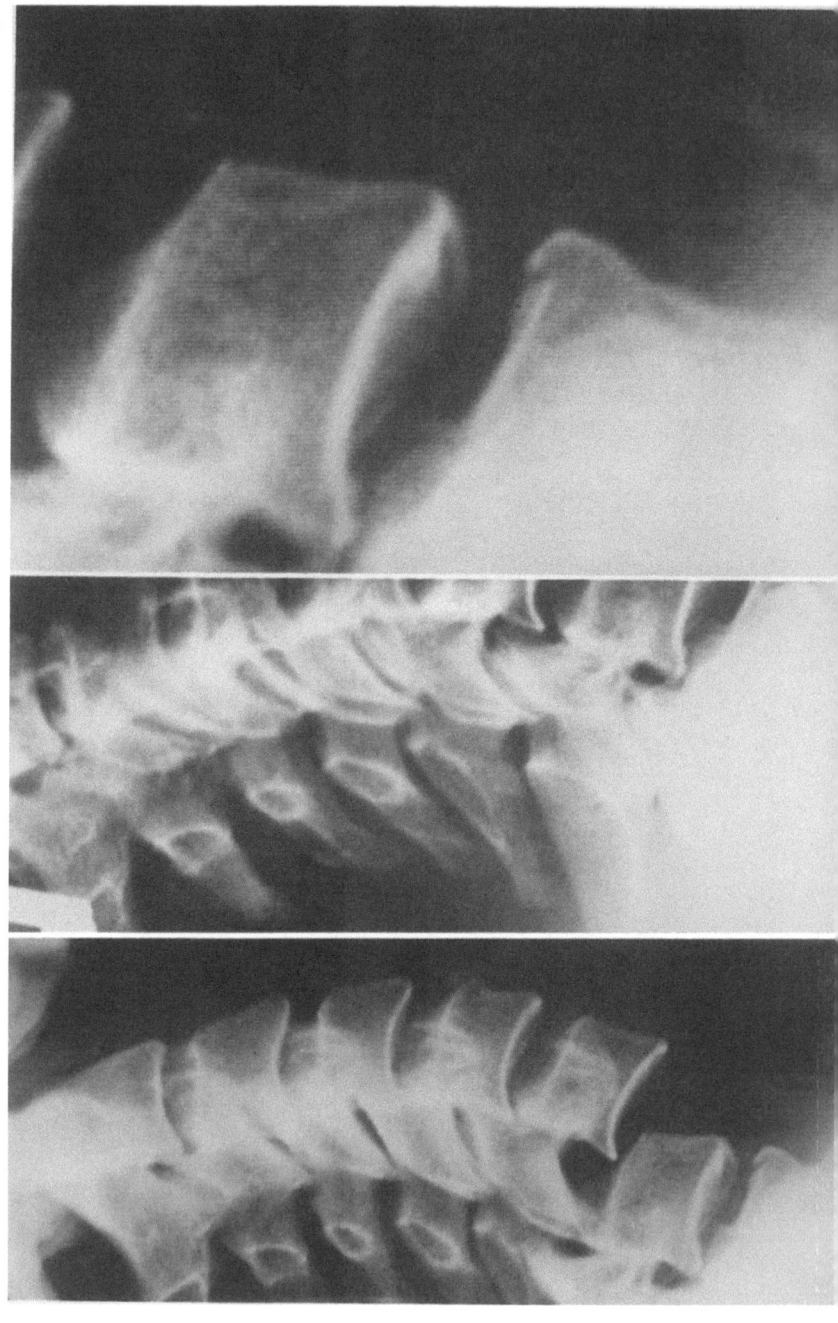

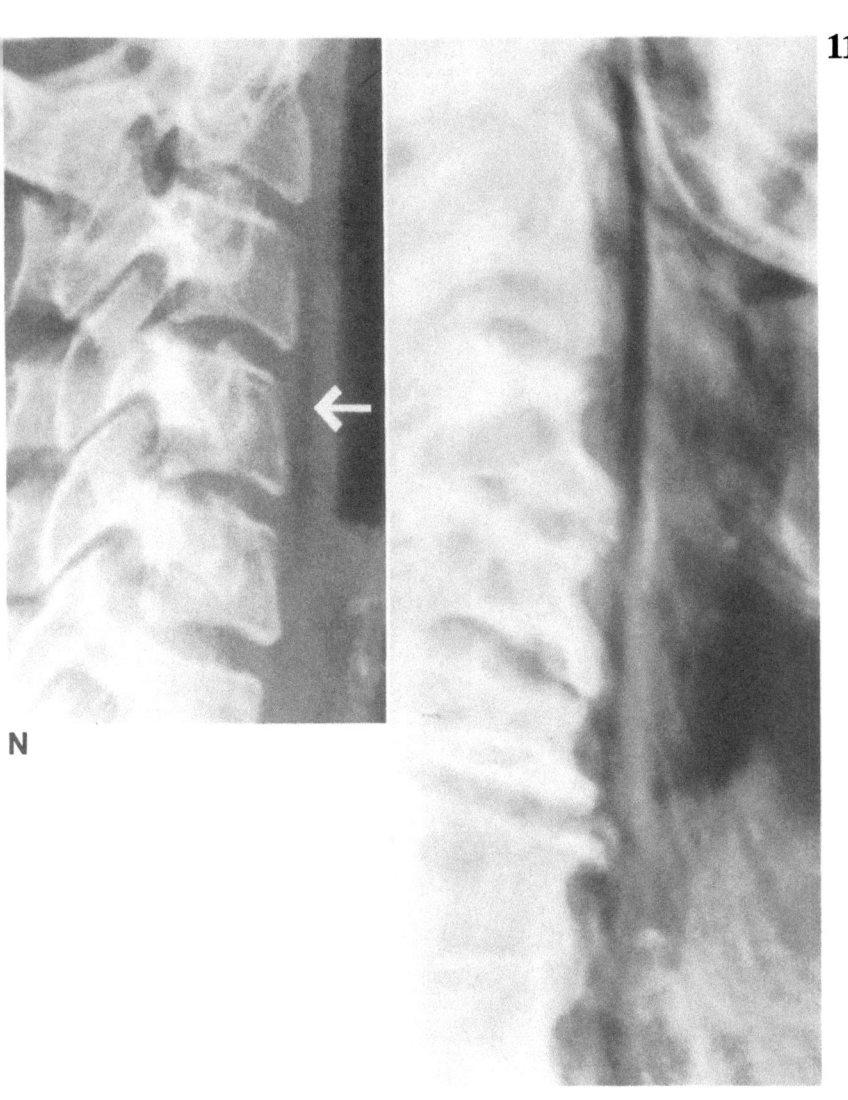

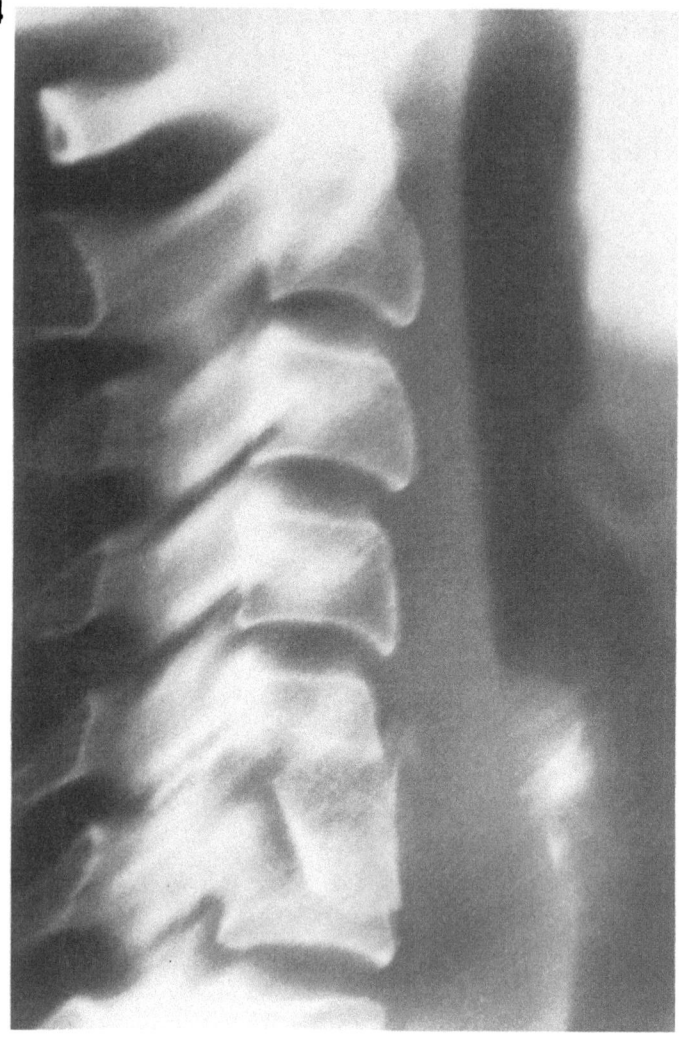

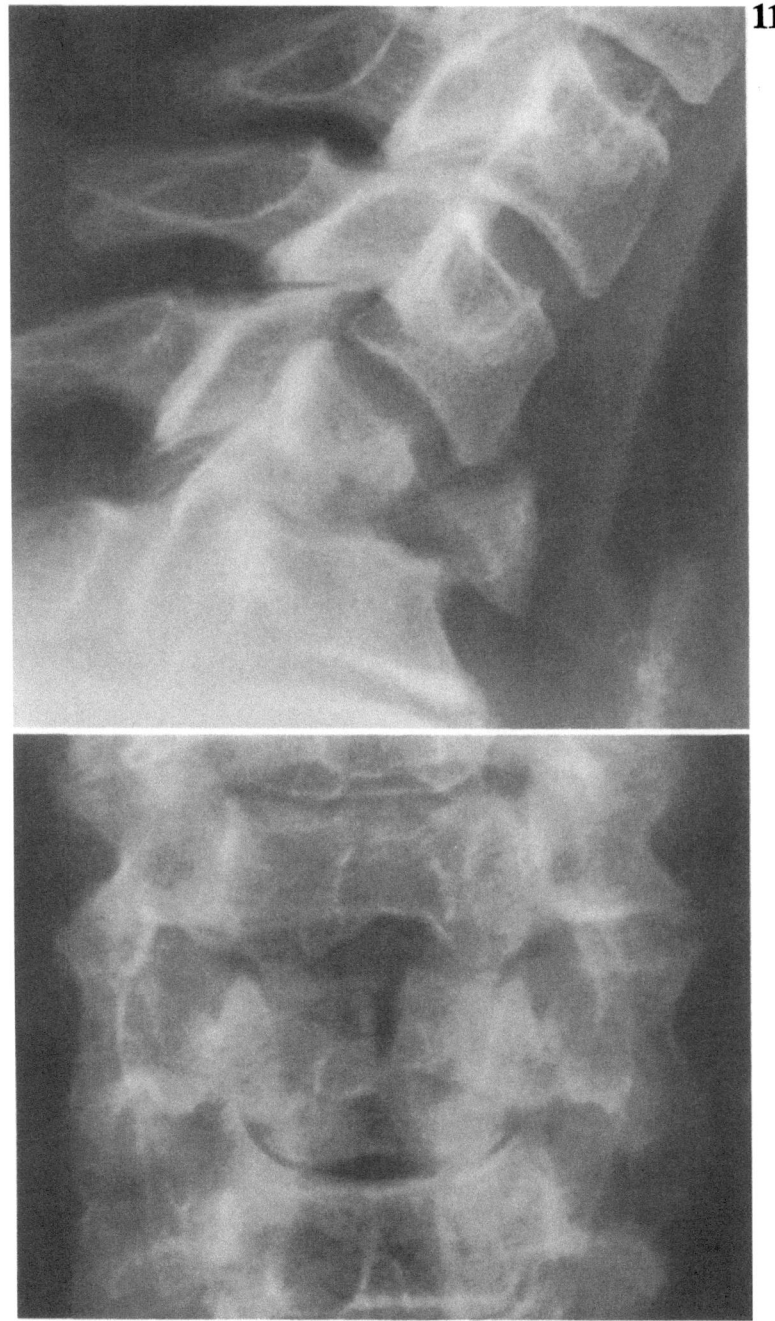

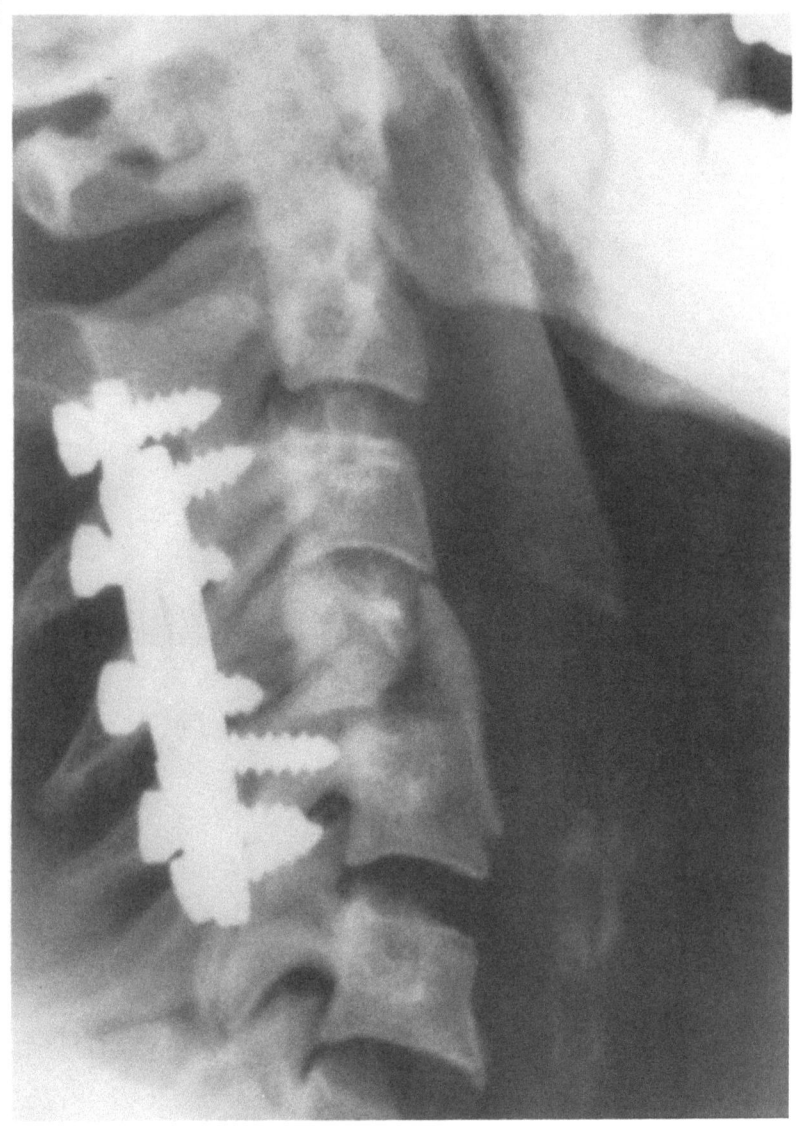

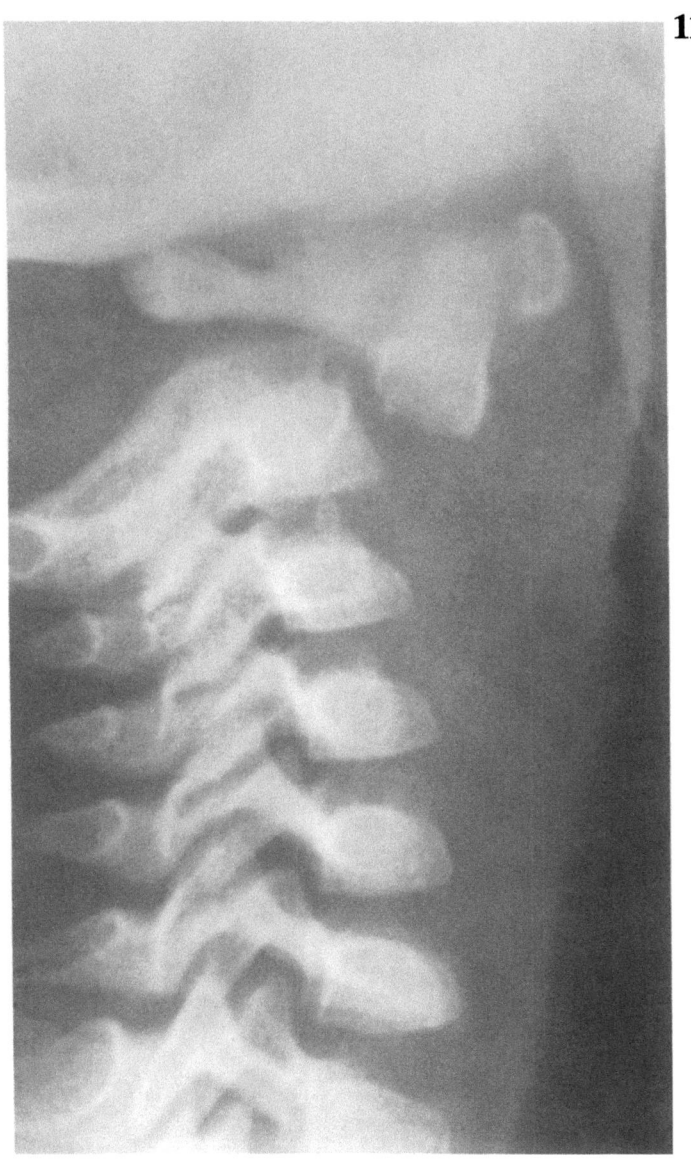

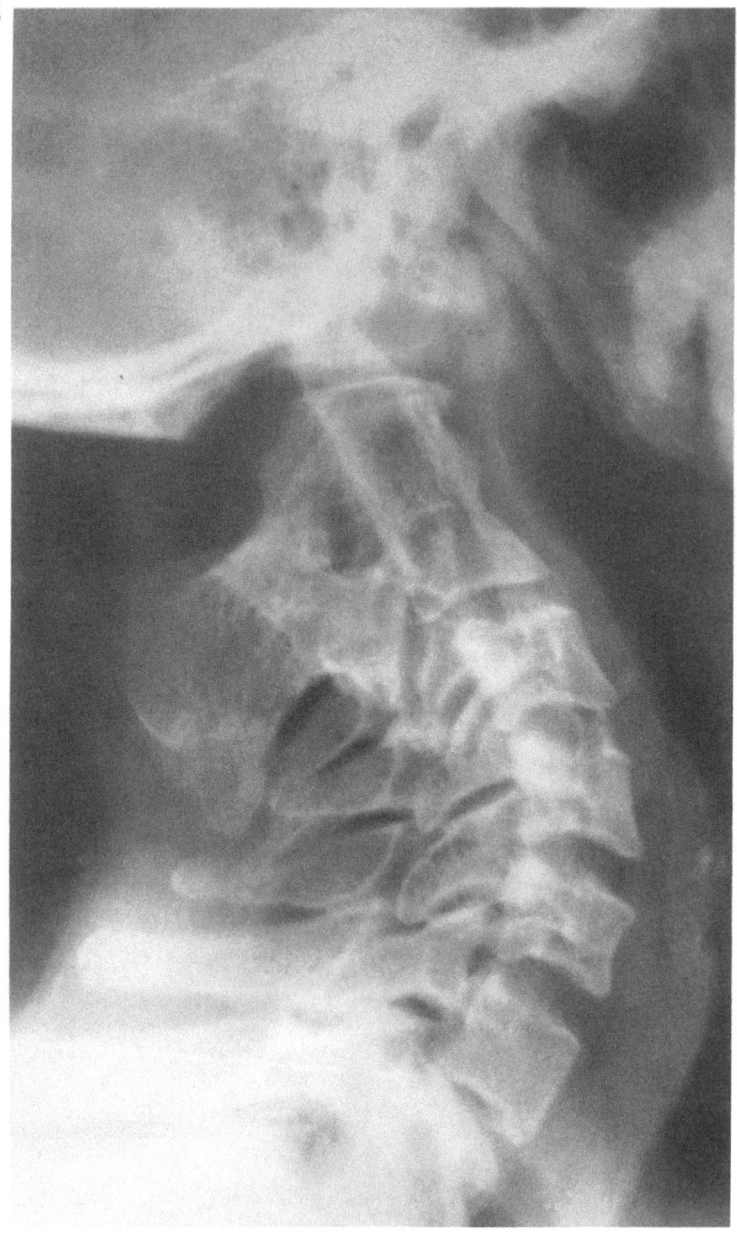

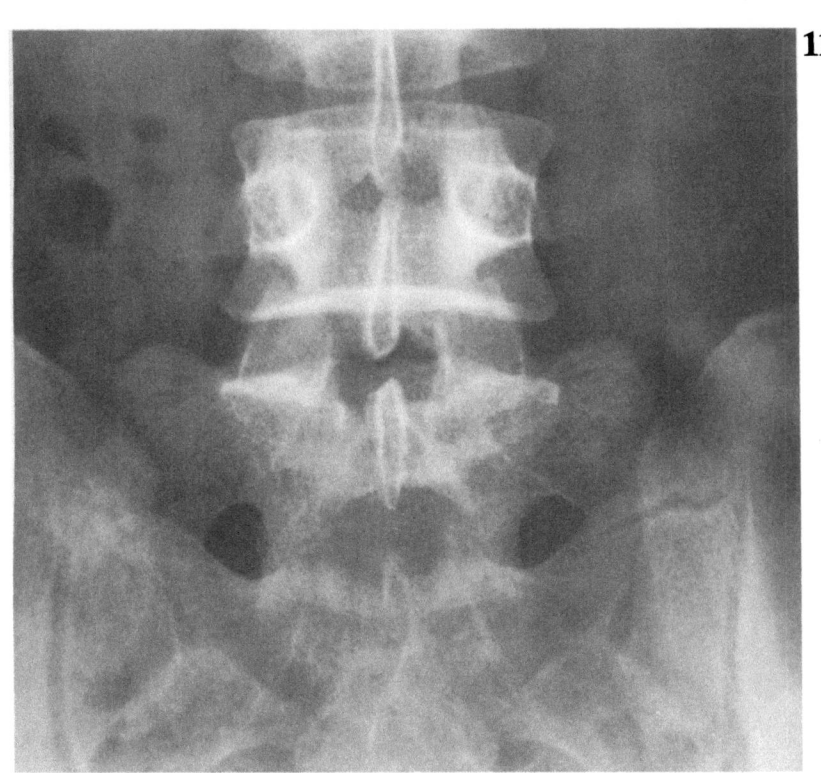

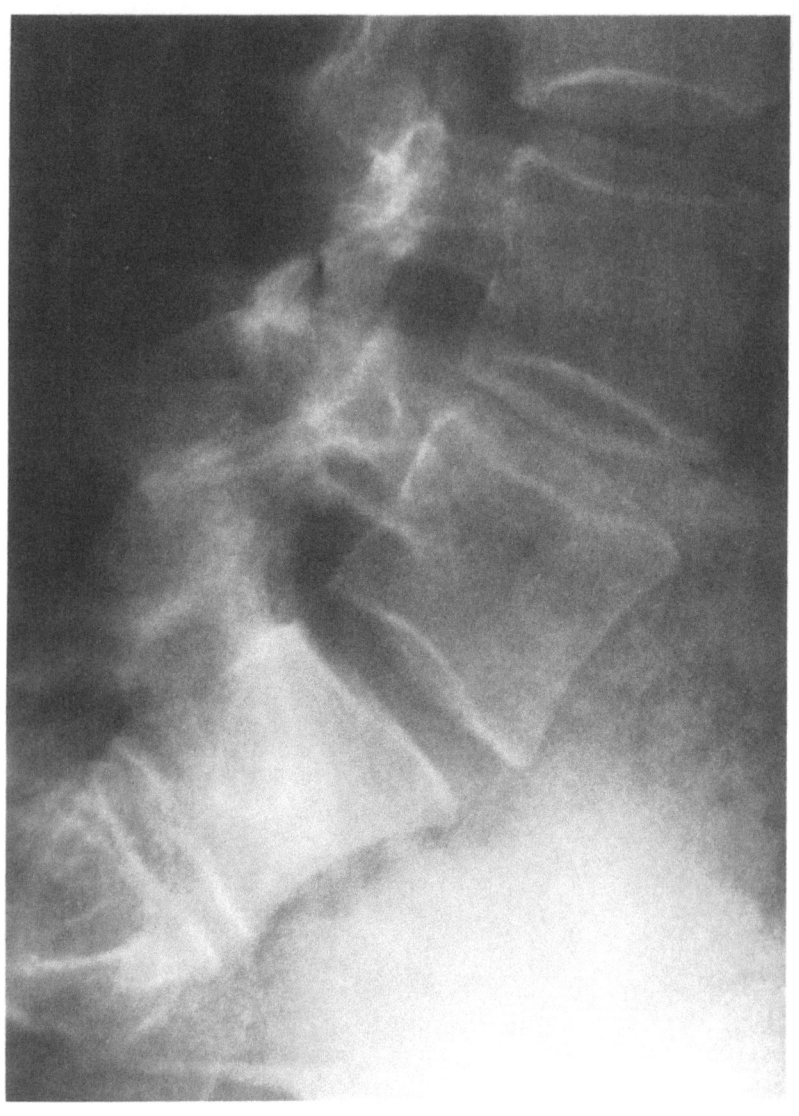

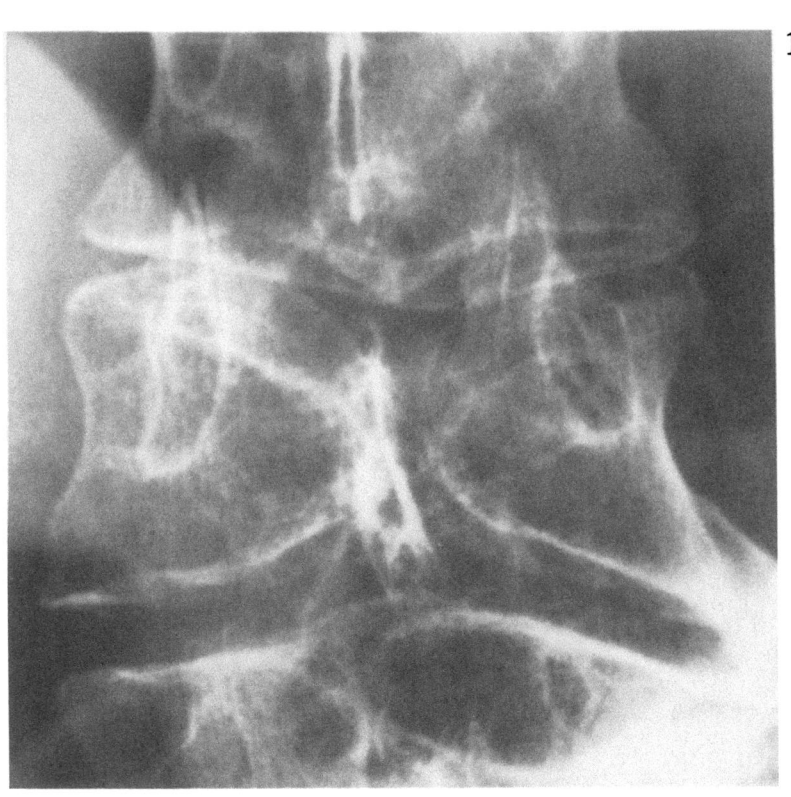

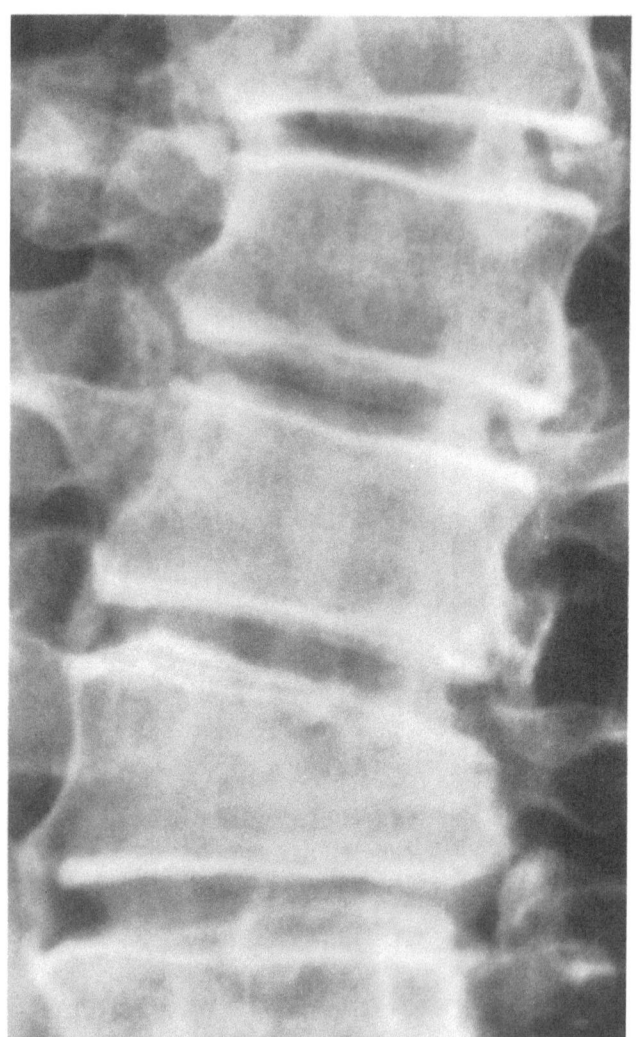

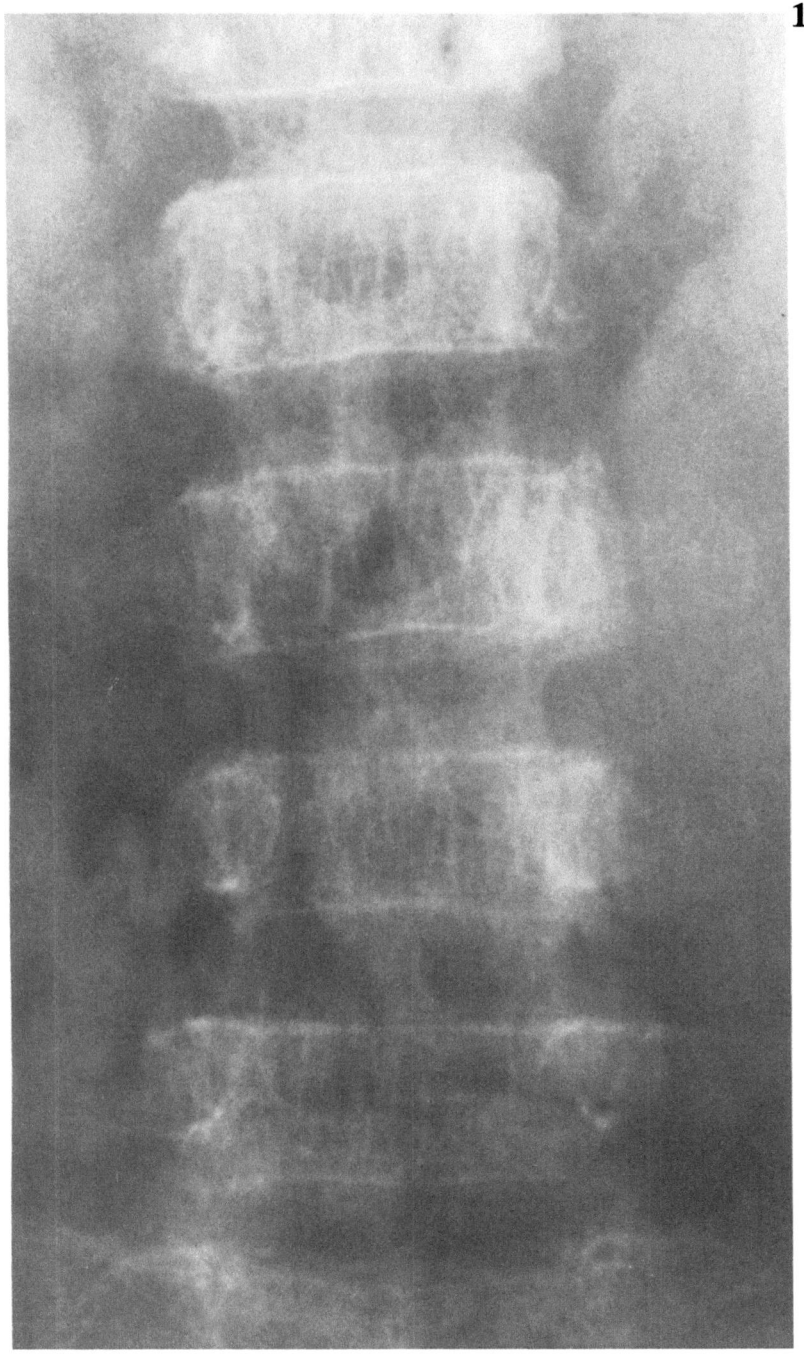

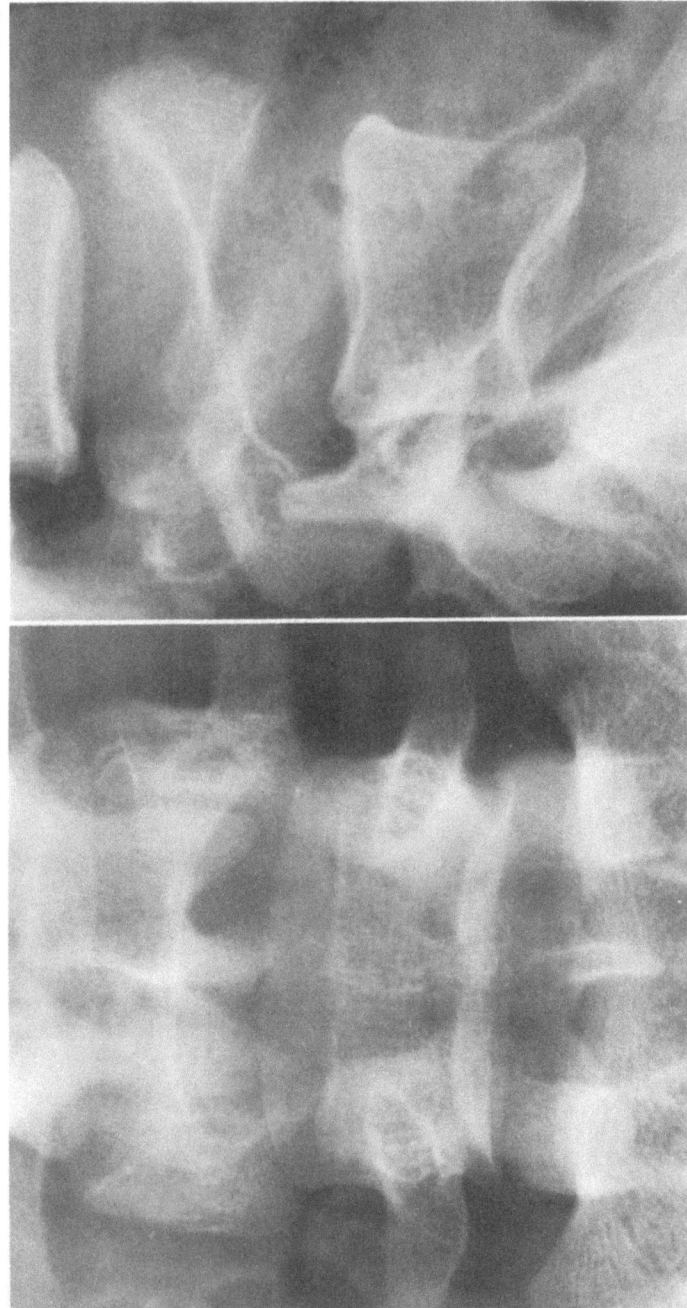

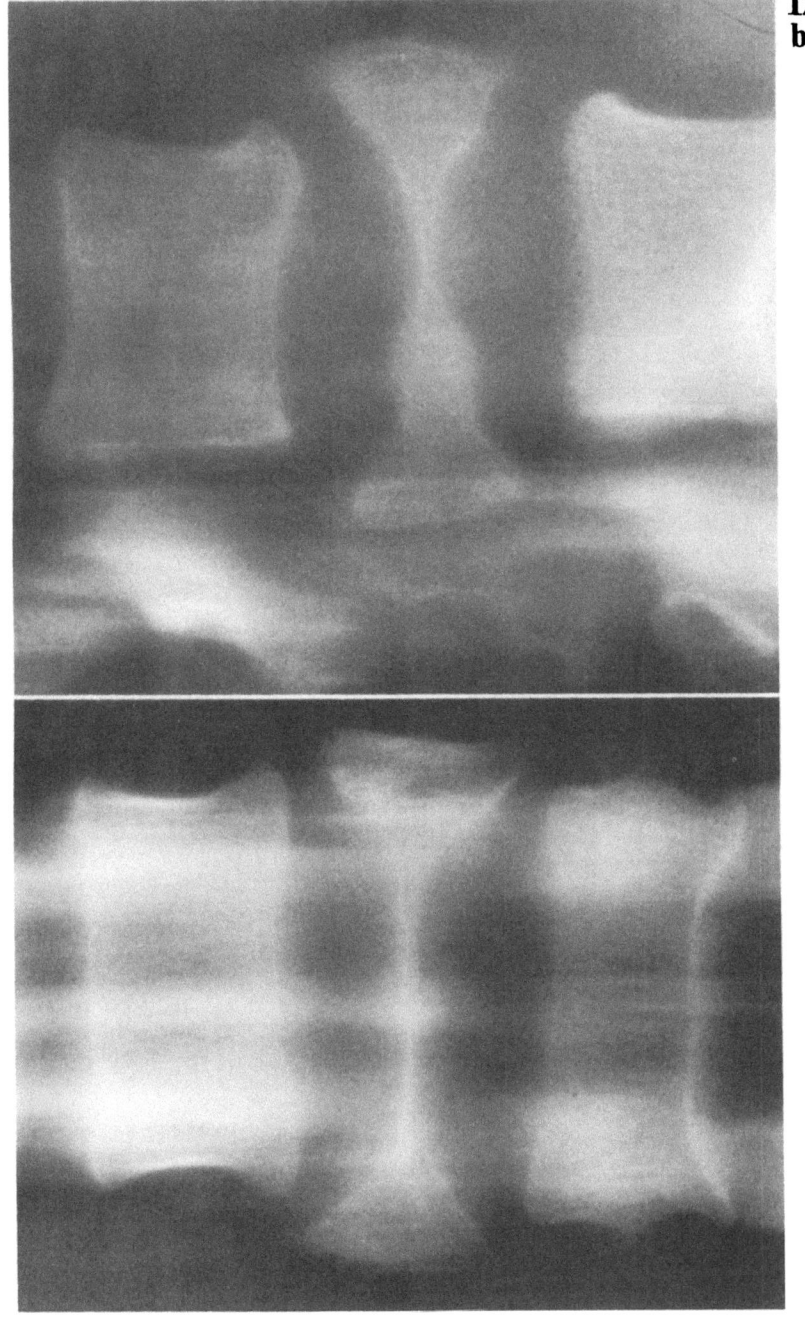

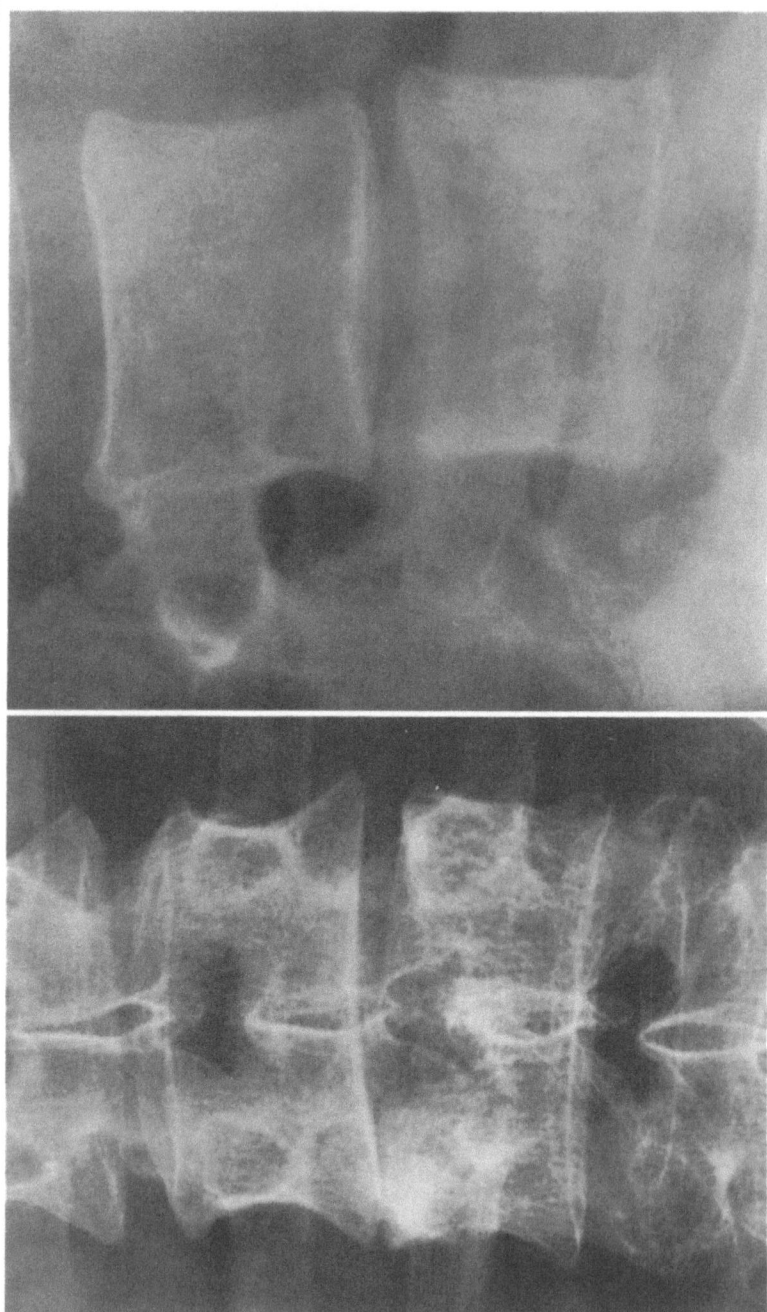

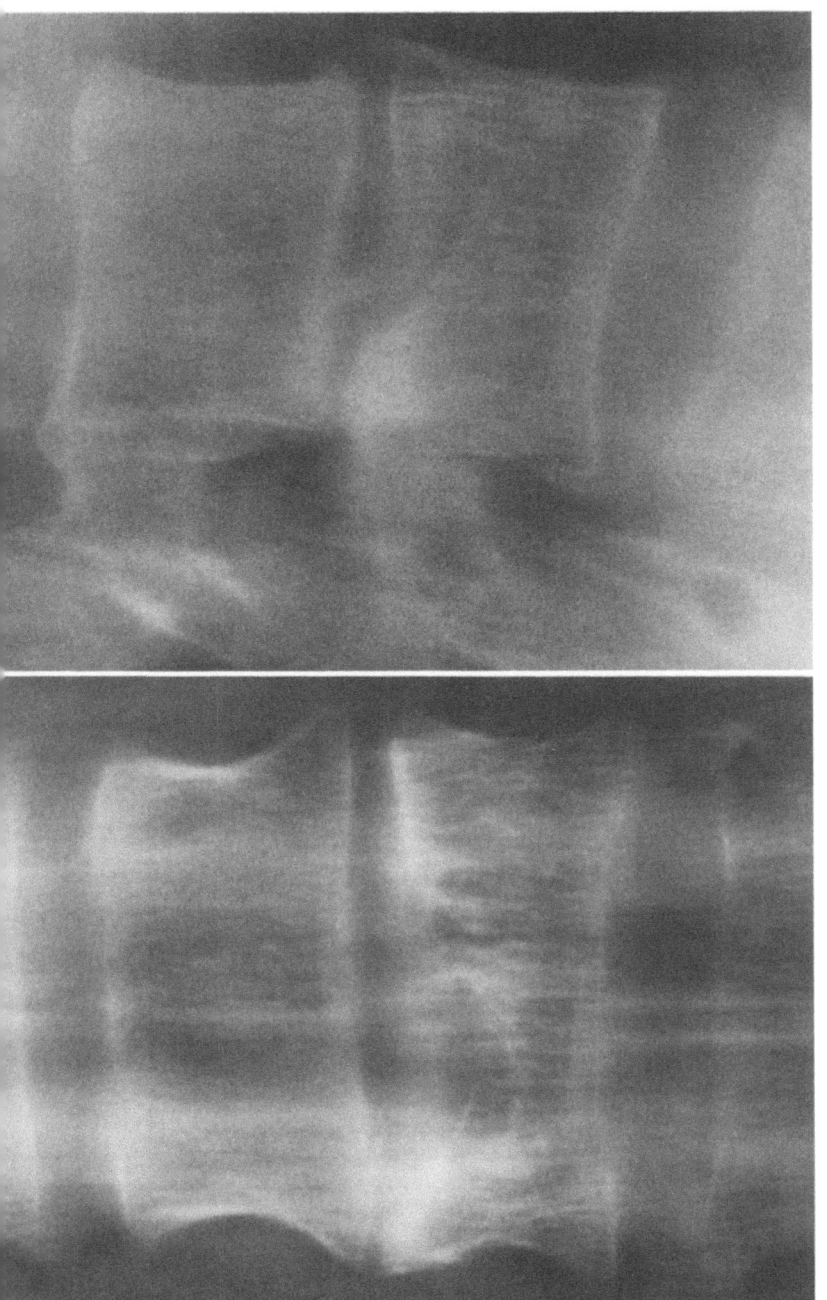

2. TEIL

Text und Schemata

1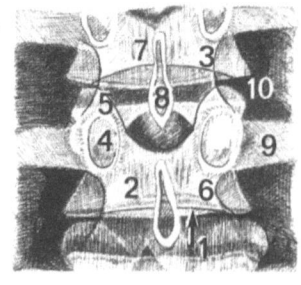

Auf dem Röntgenbild von Hals-, Brust- oder Lendenwirbel müssen bestimmte anatomische Strukturen erkannt werden:

Der *Wirbelkörper* mit der Kortikalis der Platten (1) und dem Netz der Spongiosa, die aus ziemlich kräftigen kraniokaudalen Bälkchen besteht, während die ventrodorsalen Bälkchen etwas zarter sind.

Der Wirbelbogen (auch hinterer Wirbelbogen genannt, obwohl es beim Menschen den vorderen, um die Aorta greifenden Bogen nicht gibt), der aus folgenden Strukturen besteht: die Pedikel (4) mit einer stark entwickelten und dichten Kortikalis, die oberen (5) und unteren Gelenkfortsätze (6), die Bogenstücke (7), die Dornfortsätze (8), die auch von einer starken und dichten Kortikalis begrenzt werden, und die Querfortsätze (9).

Es werden 2 helle Gebiete von 2 benachbarten Wirbeln begrenzt: der Raum zwischen 2 Wirbelkörpern, den man auch Zwischenwirbel- oder Scheibenraum nennt (10), und der Raum zwischen Bogenstücken und unteren Gelenkfortsätzen, den man auch Zwischenbogenraum nennt (11). Zu bemerken ist, daß die Gelenkspalten zwischen den Gelenkfortsätzen in der Frontalprojektion nicht sichtbar sind, aber im Seiten- (Fall 2) und im Schrägbild erfaßt werden (Fall 3). Sollten diese Gelenkspalten an mehreren Stellen gut sichtbar sein, so muß man an die Möglichkeit einer Lumbalstenose denken (Fall 105).

2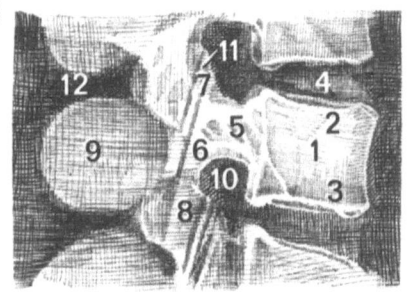

Obwohl die Morphologie eines im seitlichen Strahlengange geröntgten Wirbels im Hals-, Brust- oder Lendenbereich etwas verschieden ist, kann man die wichtigsten Elemente unterscheiden: den Wirbelkörper (1) mit Spongiosa (Fall 1), die kraniale (2) und kaudale Kortikalis (3), die den Wirbelkörper und damit auch den Scheibenraum (4) begrenzen und der kein Gelenkraum ist, den Wirbelbogen mit den Pedikeln, die unvollständig überlagert sind und dadurch eine doppelte obere und untere Kontur (5) haben und die nach hinten den Isthmus (Zwischenstück) (6) mit dem oberen (7) und unteren Gelenkfortsatz (8) und nach weiter dorsal, das Bogenstück und den Dornfortsatz (9) bilden. Zwischen Knochenelementen bleiben Räume bestehen: das Foramen intervertebrale, dessen Projektion eine Schlüssellochform hat (10), der Gelenkspalt der Gelenkfortsätze (11), der von spezifisch rheumatischen Krankheiten befallen und verändert wird und, der Raum zwischen den Dornfortsätzen, der zwar nicht zu einem Gelenk gehört, aber in bestimmten Fällen eine Neoartikulation bilden kann. Durch das Foramen intervertebrale geht die Nervenwurzel. Im zervikalen Bereich wird die Nervenwurzel mit der selben Nummer bezeichnet wie der darunterliegende Wirbel (die Nervenwurzel C_6 zieht durch das Foramen C5–C6), während sie im thorakalen und lumbalen Bereich dieselbe Nummer hat wie der darüberliegende Wirbel (die Wurzel L_4 zieht durch das Foramen L4–L5). Dadurch gibt es eine Wurzel C_8, obwohl es keinen 8. Halswirbel gibt.

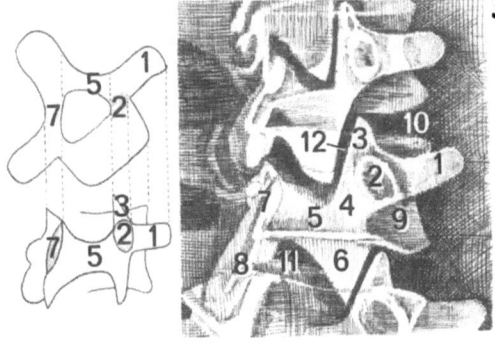

Die schräge Aufnahme eines Lendenwirbels erlaubt es, das bekannte Bild des Hundekopfs von Lachapèle zu erkennen. Im thorakalen Bereich wird die Schrägaufnahme nicht benützt. Sie ermöglicht es, im zervikalen Bereich eine gute Sicht auf das Foramen intervertebrale zu bekommen (Fälle 100 u. 101).

Das hundekopfähnliche Bild gibt es also nur auf der schrägen Lendenwirbelaufnahme. An dieser Aufnahme werden folgende Strukturen identifiziert:

1. Querfortsatz (Schnauze des Hundes),
2. Pedikel oder Bogenwurzel (Auge),
3. oberer Gelenkfortsatz (Ohr),
4. Isthmus (Hals),
5. Bogenstück oder Lamina (Rumpf),
6. unterer Gelenkfortsatz (vordere Tatze),
7. gegenüberliegendes Bogenstück (Lamina), verkürzt projiziert, (Schwanz) und
8. gegenüberliegender unterer Gelenkfortsatz (hintere Tatze).

Schon bekannte Strukturen wie der Wirbelkörper (9), der Zwischenwirbelraum (10), der Zwischenbogenraum (11) und die Gelenkspalten (12) sind auch sichtbar. Die konstitutionellen Wirbelverknöcherungsstörungen am hinteren Wirbelbogen treten häufig und an verschiedenen Stellen auf. Die bevorzugte Lokalisation ist der Isthmus (Zwischenstück), so daß das Bild des Hundekopfs mit Halsband entsteht (Fälle 55 u. 56).

4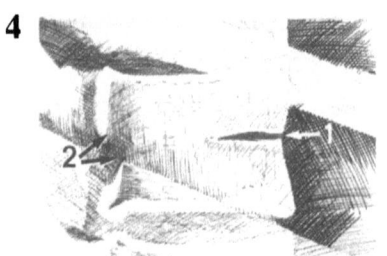

Auf dem seitlichen Röntgenbild des Wirbels kann man beim Kinde vor dem 10. Lebensjahr und ausnahmsweise beim Erwachsenen 1 oder 2 Kerben erkennen: die eine am vorderen, die andere am hinteren Rand des Wirbelkörpers im mittleren Höhendrittel. Es handelt sich um embryonale Reststrukturen ohne jegliche pathologische Bedeutung. Die vordere Kerbe ist immer sehr deutlich durch eine Kortikalis begrenzt (1). Sie erstreckt sich nur über die ventrale halbe Wirbelkörperhälfte, enthält Reste von Nährgefäßen des embryonalen Wirbelkörpers und wird auch Hahn-Kanal genannt. Die normale Verknöcherung des Wirbels bringt diesen Kanal zum Verschwinden. Man sieht ihn nach dem 25. Lebensjahr nur sehr selten.

Am hinteren Rand des Wirbelkörpers und auch im mittleren Höhendrittel kann man eine weniger deutliche, aber durch eine Unterbrechung der Kortikalis charakterisierte Kerbe sehen. Sie entspricht dem Verlauf von embryonalen Venen und wird oft beim Erwachsenen gesehen (2). Die Persistenz ist physiologisch und v. a. im Lendenbereich zu finden (Fall 10).

5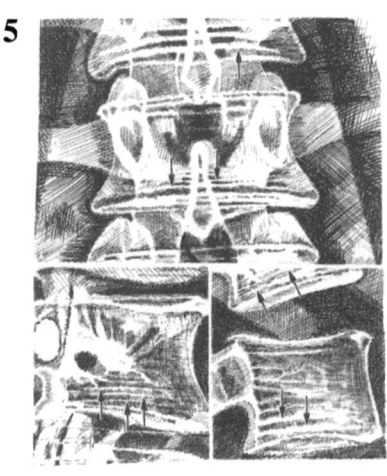

Die Wachstumslinien des Wirbelkörpers sind dichte Linien, die parallel zur Wirbelkörperplatte laufen. Sie sind auf allen Wirbelprojektionen sichtbar. Die Wirbelplatten sind sozusagen die fruchtbaren Epiphysen des Wirbels, so daß man an dieser Stelle die morphologischen Veränderungen einer Wachstumstörung erkennen wird. Beispiele sind die Scheuermann-Krankheit (Fälle 84 u. 85), spät auftretende Osteopetrose (Fall 97), Kretinismus (Fall 122) oder viele andere Entwicklungsstörungen.

Es kann beim Normalfall vorkommen, daß die Wachstumslinien wie in diesem Fall sehr verdichtet erscheinen. Sie können hypertrophisch und ohne jeglichen pathologischen Befund so verdichtet vorkommen, sind aber ein Grund zur Fahndung nach Verknöcherungsstörungen und zumindest zum Röntgen des Handskeletts.

Die kleinen Pfeile des Röntgenbilds zeigen auf kraniokaudale und ventrodorsale Bälkchen der Spongiosa, die in diesem Fall besonders gut kontrastiert erscheinen. Der Leser vergleiche dieses Bild sowohl mit dem Normalbild (Fall 2) als auch mit demjenigen der Wachstumslinien des Falles 5. Die Hypertrophie der Bälkchen ist sicher ein nichtnormales Charakteristikum dieses Bildes, aber das Zeichen ist nicht ausgeprägt genug, um spezifisch zu sein. Würde dies zutreffen, so wäre das Bild für die Thalassämien (Cooley-Anämie und verwandte Krankheiten) spezifisch. Es handelt sich im Fall 6 um eine Sichelzellanämie. Die Bälkchenhypertrophie ist am Wirbel dem „Bürstenschädel" äquivalent, der für Anämien mit Erythrozytenmißbildungen nicht nur charakteristisch, sondern auch hochspezifisch ist. Die gleichen Charakteristika haben also je nach der Lokalisation einen unterschiedlichen Stellenwert.

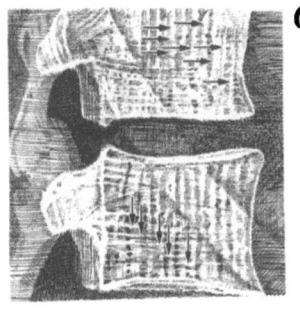

6

Die Fälle 26 und 27 sind weitere Beispiele von röntgenologischen Charakteristika (Zeichen, Merkmale), die eine hohe Spezifität haben. Fall 6 soll die Gelegenheit geben, eine Gleichung aufzustellen, die zeigt, daß die Zuverlässigkeitsstufe des Bildes unter dem Einfluß von bildexternen Fakten wie der Lokalisation erhöht werden kann.

$$\boxed{\text{charakteristische Information}} + \boxed{\text{topographische Information}} = \boxed{\text{spezifische Information}}$$

Im Fall 102 werden wir eine ähnliche Erhöhung der Zuverlässigkeitsstufe aufzeigen:

$$\boxed{\text{spezifische Information}} + \boxed{\text{topographische Information}} = \boxed{\text{pathognomonische Information}}$$

7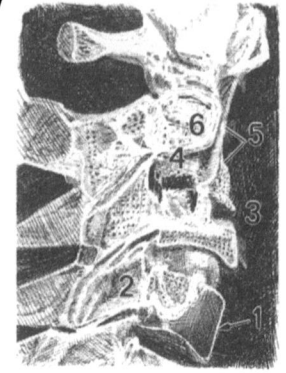

Als erstes sollte der Leser die gut erhaltenen Kortikalis des Wirbelkörpers (1) und des Wirbelbogens (2) von C4 notieren. Diese Kortikalis dient als Referenz um die Veränderungen an der Kortikalis von C2 und C3 zu bewerten. Beim Untersuchen der Kortikalis der genannten Wirbelkörper erkennt der Leser die ausgeprägten Veränderungen des Wirbelraums zwischen C2 und C3 (3), die verschwundene Kortikalis der Wirbelplatten sowie die osteolytischen Herde (4). Außerdem fehlt auch die Kortikalis des Epistropheus (5), dessen Spongiosabälkchen hypertrophisch und verdichtet sind (6). Damit sind die 4 Charakteristika (Zeichen) einer Spondylodiscitis auf einem Röntgenbild vereint:

1. Veränderungen am Zwischenwirbelraum,
2. Osteolyse der Kortikalis der Wirbelkörper, hauptsächlich der Wirbelplatten,
3. paradiskale osteolytische Erosion (oft beiderseits dem Wirbelzwischenraum gegenüberliegende Herde) und andere im Wirbelkörper gelegene Herde,
4. verdickte und verdichtete Spongiosabälkchen.

Dieser Zeichenkomplex ist im Fall 8 d schematisch dargestellt. Die 4 Charakteristika ergeben zusammen eine „spezifische" Information, d. h. die Information über eine Gruppe von Krankheiten, die sich nur noch durch einen Faktor unterscheiden, wie z. B. eine andere Ätiologie, ein anderes Krankheitsbild oder eine andere Therapie (Morbus Pott, Maltafieber, Staphylokokkeninfekte...).

Es ist also möglich, folgende Gleichung zu erstellen: n × Charakteristika = Spezifität. Hier, im Fall 6 ist n = 4.

8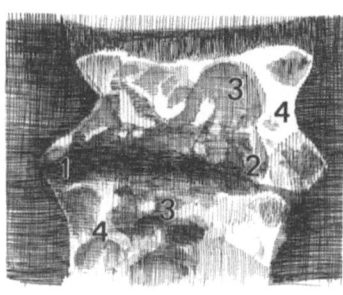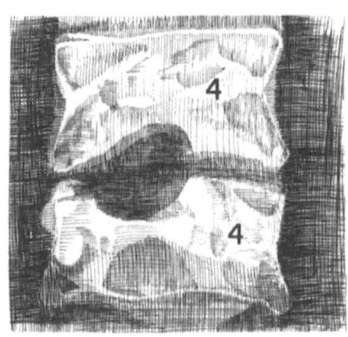

Jetzt sollte der Leser sofort die Ähnlichkeit mit Fall 7 erkennen. Hat er die 4 Charakteristika des Falles 7 behalten, so muß er hier dieselben Zeichen erkennen, da sie in diesem Fall stark betont erscheinen. Es handelt sich um eine doppelte Lokalisation eines Morbus Pott. An beiden Lokalisationen kommt es zu den 4 Röntgenzeichen:

1. veränderter Zwischenwirbelraum,
2. Osteolyse der Kortikalis der Wirbelplatten,
3. paradiskale und intrakorporale osteolytische Herde. Die Läsionen sind so

ausgeprägt, daß sie die Bänder beschädigen und es zu einer lateralen Luxation des oberen Wirbels gekommen ist sowie
4. das verdickte und verdichtete Bälkchensystem der Spongiosa.

Die 4 genannten Bilder sind charakteristisch[1] und zahlreich genug, um zusammen für die Röntgendiagnose einer Spondylodiscitis einen spezifischen[2] Komplex darzustellen. Die Information dieser 4 Charakteristika ist jedoch nicht ausreichend, um pathognomonisch[3] zu sein, d.h., um zur vollständigen Kenntnis der Krankheit mit klinischem Bild, Ätiologie, Pathogenese und Therapie zu führen. Hier enthält das Bild die Information „Spondylodiscitis", jedoch nicht die Information „Tuberkulose".

Wir werden hier schematisch die verschiedenen Stadien der Entwicklung einer Spondylodiscitis zusammenfassen:
a) Reduzierte Höhe des Zwischenwirbelraumes mit kleinen Unterbrechungen der Kortikalis (Fall 11)

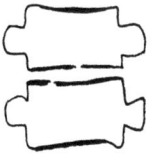
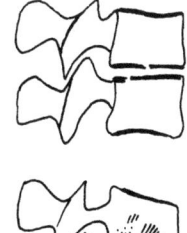

b) Paradiskale Erosionen (Fall 10)

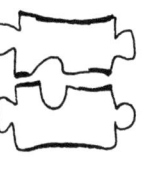

c) Osteolyse am oberen vorderen Winkel des Wirbelkörpers (Fall 10)

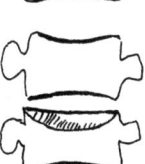
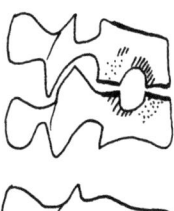

d) Ausgedehnte Knochendestruktion mit starker Reaktion am Wirbelkörper (Fall 7 und 8)

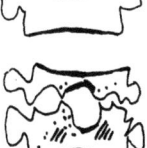

e) Heilungsprozeß mit Blockwirbel und knöcherner Überbrückung

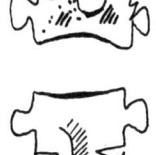
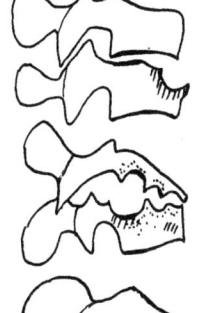

f) Heilungsprozeß in kyphotischer Wirbelstellung (Fall 9).

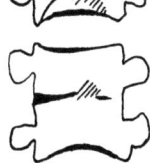
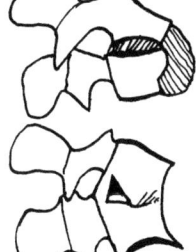

---

1 Leicht zu erkennen, wie ein Merkmal, Schriftzeichen, Buchstaben
2 Gehört zu einer Art, Gattung, Gruppe, Kategorie von Krankheiten
3 Ermöglicht das Erkennen einer Krankheit, erklärt das Krankheitsbild und weist auf Ätiologie, Pathogenese und Therapie hin

9

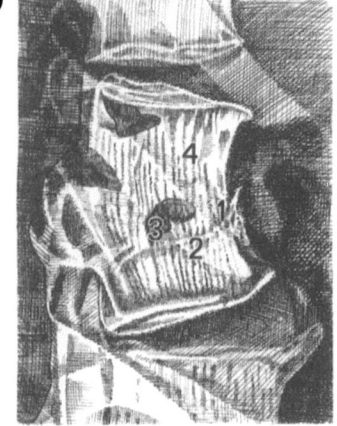

Im Fall 7 sahen wir die 4 Hauptzeichen einer floriden Spondylodiscitis. Der Leser soll jetzt diese 4 Zeichen wiederfinden. Außerdem kommt es hier zu einem Heilungsprozeß, der sich als Blockwirbel kennzeichnet. Es gibt nämlich außer dem veränderten Zwischenwirbelraum (1), der Osteolyse der Kortikalis (2), der paradiskalen Lücken (3) und der groben Knochenbälkchen (4) längere Knochenbildungen, die von einem Wirbelkörper in den anderen hineinwachsen und so den Blockwirbel bilden. Dieser Fall entspricht dem Schema „f" von Fall 8 und schildert den Heilungsvorgang des Morbus Pott in kyphotischer Stellung.

10

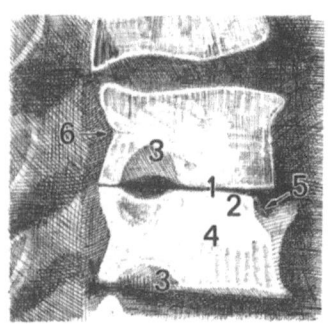

Sollte der Leser die 9 ersten Fälle gut bearbeitet haben, so gibt es für ihn hier keine Schwierigkeiten. Beide Bilder entsprechen einer Spondylodiscitis (Maltafieber). Die 4 Hauptzeichen sind:

1. Veränderungen am Zwischenwirbelraum,
2. Veränderungen der Kortikalis und der Wirbelplatten,
3. paradiskale Lücken und
4. Veränderungen an den Knochenbälkchen.

Außerdem besteht in diesem Fall eine Osteolyse am oberen vorderen Rand des Wirbelkörpers (5). Man könnte sie als paradiskal oder auch als spezielle Form des Morbus Pott betrachten (oberflächliche Form von Lannelongue oder vordere Form von Wiesmayer), bei der eine Osteolyse am vorderen Wirbelkörperende besteht.

Dazu soll noch gesagt werden, daß in diesem Fall wegen des langsamen Fortschreitens der Krankheit nur eine geringe Knochendestruktion besteht, was zu einer guten Verknöcherung der Herde beiträgt. Dadurch wird dieses spezifische Bild sogar ein wenig pathognomonisch. Bei dieser Gelegenheit weisen wir auf den hier gut entwickelten Venenkanal am hinteren Wirbelkörperrand hin, den wir schon im Fall 4 zeigten (6).

In diesem Fall von Spondylodiscitis sieht man die paradiskale Osteolyse (1), die Unterbrechung der Kortikalis (2) und die verdichteten und verdickten Knochenbälkchen (3) besonders gut. Die starke Knochenreaktion ist ein Beweis für das langsame Fortschreiten des Prozesses und bringt den Verdacht einer Tuberkulose oder des Maltafiebers (Bruzellose oder Morbus Bang) nahe, die sich von den anderen spondylodiskalen Infektionen durch diese langsame Entwicklung unterscheiden (s. auch die Fälle 8f u. 9)

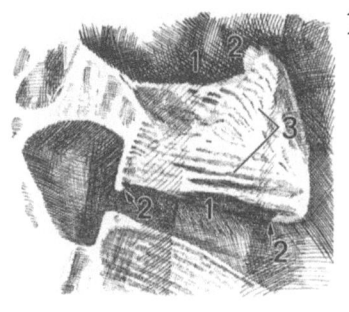

Fall 12 ist ein Beispiel einer starken Reduktion der Zwischenwirbelraumhöhe (1). Es besteht jedoch keine Lyse oder Unterbrechung der Kortikalis, die im Gegenteil dicker und dichter erscheint als in Normalfällen (2). Es gibt keine osteolytischen Herde im paradiskalen Bereich. Die Bälkchenstruktur des Wirbels ist verschwunden. Man bemerkt hingegen einige stark verdickte Knochenstrukturen (3). Auch verdichtete Kerne erscheinen im Wirbelkörper (4). Hier handelt es sich um Metastasen. Die Zerstörung des Knochens liegt nicht an den Wirbelplatten wie beim Morbus Pott, sondern vorwiegend im Wirbelkörper selbst. Die fehlende Abbildung der Pedikel sollte auch auf eine metastatische Knochendestruktion hindeuten.

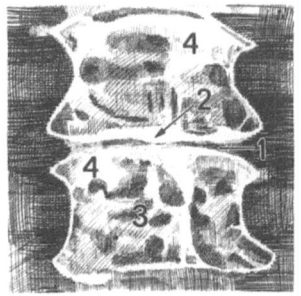

13

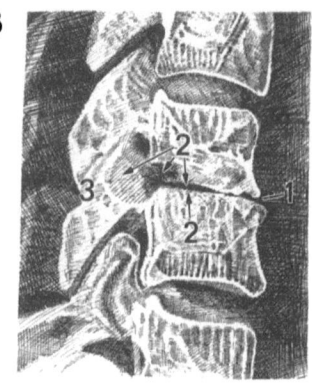

In den vorhergehenden Fällen haben wir gesehen, wie wichtig es ist, den Zwischenwirbelraum zu untersuchen. Bei technisch guten Aufnahmen wird man auf die geringste Veränderung und speziell auf eine verringerte Höhe achten. Letztere kann monatelang das einzige Röntgenzeichen einer Spondylodiscitis sein.

In diesem Fall liegt eine sehr starke Einschränkung des Zwischenwirbelraums vor. Der Leser sollte hier 3 Beobachtungen machen:

1. Der sehr stark eingeschränkte Zwischenwirbelraum ist ohne Blockwirbelbildung und Osteophytose ein isoliert stehendes Zeichen.
2. Die Kortikalis der naheliegenden Wirbelplatten ist unscharf, und es besteht ein Knochendefekt am hinteren unteren Rand des oberen Wirbelkörpers. Dieser Defekt ist nicht nur paradiskal. Er bezieht ein Teil des Processus articularis superior des darunterliegenden Wirbels ein.
3. Der Gelenkraum zwischen den Processus articulares ist schmäler als die darüber- und darunterliegenden homologen Gelenkspalten.

Diese anscheinend nicht kohärente Analyse ist dennoch zufriedenstellend, da sie durch eine einzige anamnestische Information bestätigt wird:

Der Patient ist vor einigen Tagen operiert worden (Dissektomie wegen Diskopathie).

Der Leser muß auf den sehr stark verschmälerten Zwischenwirbelraum und wegen der demineralisierten Kortikalis und dem Knochendefekt auf einen eventuell zu befürchtenden Beginn einer Knocheninfektion hinweisen. Diese Anomalien sind operativ bedingt und werden spontan nach einigen Wochen verschwinden.

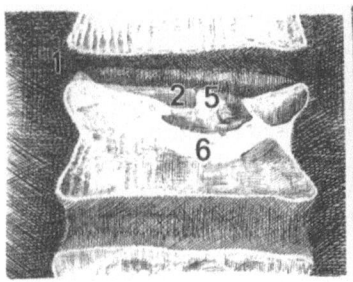 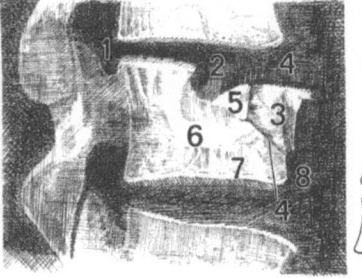 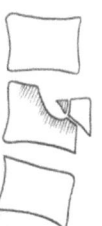

Dieser Fall ist sehr schwierig und erlaubt es, die Kenntnisse des Lesers zu prüfen. Nur eine sehr präzise Analyse erlaubt es nämlich zur spezifischen Diagnose zu gelangen. Dazu muß man lesen, d. h. die folgenden Zeichen gut identifizieren können.

a) Der Zwischenwirbelraum ist im Seitenbild (unten) dorsal mehr verengt (1) als ventral (4). Die absolute Zwischenwirbelraumhöhe ist jedoch insgesamt sowohl dorsal als ventral erniedrigt.

b) Es ist ein großer paradiskaler osteolytischer Herd (2) mit einem Knochensplitter (5) und einem dichten Rand (6) vorhanden. Die Knochenstruktur ist im übrigen Wirbel normal. Die Kortikalis ist z. B. ganz fein gezeichnet und normal verknöchert (7).

c) Im Seitenbild ist ein 3eckiges, freies Knochenfragment sichtbar (3), das nach ventral geglitten ist, so daß der Wirbelzwischenraum ventral höher ist als dorsal (4). Das ventral gleitende Fragment gleitet nämlich zusätzlich nach kaudal. Diese Verschiebungen erklären auch die Stufenbildung am vorderen Wirbelkörperrand (8).
Die gerade Frakturlinie, die das 3eckige Fragment vom Wirbelkörper löst, ist schlecht sichtbar.

Der Leser, der diese 3 oder 4 Charakteristika erkannt hat, wird ohne weiteres die spezifische Diagnose einer Fraktur stellen. Leider reicht ihm das Bild alleine nicht aus, um zum Pathognomonischen überzugehen, denn dazu braucht er die Anamnese. Entweder handelt es sich um ein bekanntes Flexionstrauma, das auf den Scheiben- und Knochenbruch schließen läßt (hier die wahrscheinlichste Hypothese, auch ohne Anamnese), oder der Patient hat eine pathologische Fraktur auf dem Boden einer Krebserkrankung (hier die weniger wahrscheinliche Hypothese).

Der Leser soll sich damit trösten, daß dies ein schwieriges Bild eines stark remodellierten Scheiben- und Knochenbruchs war.

15

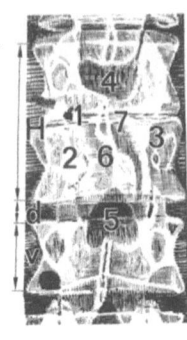

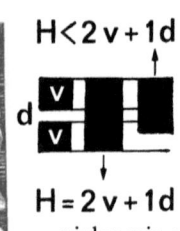

$H < 2v + 1d$

$H = 2v + 1d$

Hier soll der Leser 2 Zeichen erschließen. Beide Zeichen sind im frontalen Bild sehr ausgeprägt und kommen auch im lateralen zu sehen:
1. Die reduzierte Höhe des Zwischenwirbelraums, die mit einer Vergrößerung der Wirbelkörperhöhe sowohl am kranialen wie am kaudalen Wirbel vergesellschaftet ist.
2. Die sehr mangelhaft organisierten Strukturen der Wirbelbögen. Die normal gestalteten Strukturen sind im Fall 1 beschrieben.

Mit dem „Gesetz der Wirbelblöcke" wird der Leser sehr einfach beweisen können, daß es sich um einen kongenitalen Wirbelblock handelt. Dieses Gesetz besagt, daß es bei einem kongenitalen, entwicklungsbedingten Wirbelblock zu einer kraniokaudalen Höhe kommt, die der Summe von 2 normalen Wirbelkörperhöhen (2 V) plus die Höhe eines Diskus (d) entspricht. Im Fall eines erworbenen, durch Knochen- und Scheibenzerstörungsprozesse bedingten Wirbelblocks ist die Blockwirbelhöhe kleiner als 2 V + 1 d.

Außerdem sind für den weiter fortgeschrittenen Leser oder Radiologen folgende 3 Fragen wichtig:
a) Welches sind genau die blockierten Strukturen, sowohl an den Wirbelkörpern als auch an den Wirbelbögen? Im Fall 15 sind die Wirbelkörper nicht vollständig blockiert [es besteht ein hypoplastischer Zwischenraum (1)]. An den Wirbelbögen bestehen Zeichen einer relativ weit fortgeschrittenen Blockbildung. Man sieht z. B., daß der Pedikel und der obere Gelenkfortsatz des unteren Wirbels kaum dargestellt sind (3), was auch auf dem Seitenbild erkennbar ist; trotzdem besteht ein Foramen intervertebrale. Im Frontalbild sind sowohl der obere (4) als auch der untere (5) Zwischenbogenraum normal. Auf der Höhe des Blockwirbels ist dieses Bild jedoch vollständig verschwunden (6), was auf die komplette Fusion der Wirbelbögen hindeutet. Außerdem ist nur ein einziger Processus spinosus für beide Wirbel (7) vorhanden.
b) Wie steht es mit dem Wirbelkanal? Besteht eine Erweiterung wie im Fall 60 oder eine Stenose wie im Fall 61? Andere Untersuchungen können notwendig sein: Schichtaufnahme, C.T.
c) Gibt es andere kongenitale oder konstitutionelle Fehlbildungen am Skelett wie z. B.
   – andere Wirbelblöcke,
   – andere Fehlbildungen an der Wirbelsäule,
   – andere Knochenfehlbildungen, isolierte (Dysostosen), diffuse (Dysplasien)?

Man wird jedenfalls das metamere Segment des Wirbelblocks näher untersuchen: Arme für die HWS, Brustkorb für die BWS und Beine für die LWS.

In diesem Fall sind 6 Zeichen zu besprechen:
1. Ein verringerter Zwischenwirbelraum C2–C3;
2. im vorderen Teil dieses Zwischenraums besteht eine Aufhellung (Vakuum wie in den Fällen 22 u. 59);
3. die Verkalkung des Lig. longitudinale anterius, das eine nach vorne gewölbte Schlinge bildet, die die Weichteile nach ventral deformiert. Andere Fälle von Ligamentverkalkungen sind in Abb. 19 und 89 illustriert;
4. eine schnabelförmige arthrotische Verformung des hinteren unteren Randes des Epistropheuskörpers, die auf einen schon länger andauernden Prozeß hinweist;
5. eine die Ligamentverkalkung nach kranial verlängerte Verknöcherung und
6. die deformierten prävertebralen Weichteile, die als Folge von 3. anzusehen sind.

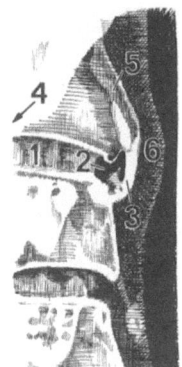

Diese Zeichen sind spezifisch für eine posttraumatische Schädigung der Scheibe und des Lig. longitudinale anterius (Hyperextension des Kopfs). Bei schon weit zurückliegenden Traumen wird man auf solche Anamnesen aufmerksam. Die Zeichen 1 und 2 sind spezifisch für die Schädigung der Bandscheibe C2–C3. Zusammen mit dem 3. Zeichen wird man dazu noch von einem Scheibenprolaps nach ventral durch Hyperextensionstrauma sprechen können. Das 4. und 5. Zeichen ist beinahe überflüssig; das 4. weist auf ein weit zurückliegendes Trauma hin, der 5. erlaubt es, die Ligamentschädigung am vorderen Axiskörper zu erkennen.

Hier handelt es sich um ein Extensionstrauma, im Fall 112 hingegen um ein Flexionstrauma.

17 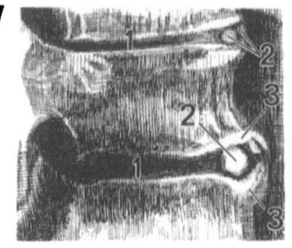 Beide Bilder sind sehr ähnlich, obwohl es sich oben um die sagittale und unten um die frontale Schicht handelt. Diese Zeichen geben dem Bilde die Spezifität für eine Diskarthrose. Da die Diskarthrose verschiedene Ursachen haben kann und die Unterschiede nicht im Bild erscheinen, kann man nur von Spezifität und nicht von Pathognomonie sprechen.

1. Verminderte Höhe des Zwischenwirbelraums,
2. runde Verkalkungen im vorderen, lateralen Teil des Zwischenwirbelraums, die von Osteophyten (3) isoliert sind und
3. Osteophyten, d. h. Knochenbildungen, deren Hauptachse in der Verlängerung der Wirbelplatte liegt. Solche Osteophyten können in Kortikalis und Spongiosa differenziert sein (Fall 78). Es wird verständlich, warum es für diese Zeichen bildhafte Ausdrücke wie „Schnabel" etc. gibt.

Die Zeichen 1 und 3 sind ausreichend, um dem Bild die Spezifität „Diskarthrose" zu verleihen. Das 2. Zeichen erlaubt leider nicht mehr als den Befund „verkalkte Diskushernie mit Diskarthrose".

Hier kommen wir zu einem anderen spezifischen Zeichenkomplex:

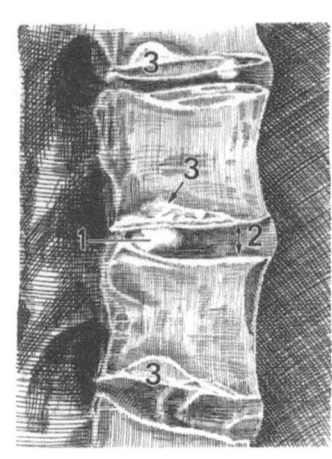

1. Eine Verkalkung im hinteren Teil des Zwischenwirbelraumes (Mitte des Bilds). Andere Knoten sind im Verkalkungsprozeß,
2. eine verminderte Höhe des Zwischenwirbelraums und
3. lokalisierte Verformungen der Wirbelplatten, die man auch Schmorl-Knötchen oder intraspongiöse Hernien nennt. Die Aussparungen haben gewöhnlich einen leichten ventralen und einen steileren dorsalen Hang (s. Fälle 84 u. 85).

Keines dieser 3 Zeichen ist pathognomonisch. Zusammen sind sie für Krankheiten, die zur Schädigung und Verkalkung der Scheiben führen, spezifisch: z.B. für idiopathische Degeneration der Scheiben, traumatische oder berufliche Scheibenläsionen, Morbus Scheuermann.

Der Leser hat 2 Zeichen notiert:

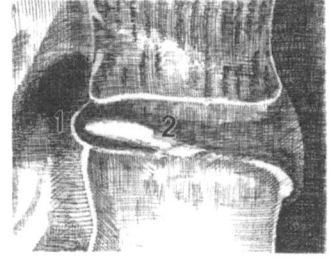

1. Die Verkalkung des Lig. longitudinale posterius. Am Lig. longitudinale anterius ist ein ähnlicher, noch schlecht sichtbarer Prozeß im Gang.
2. Das verkalkte Material des Diskus.

Diese beiden Zeichen haben den spezifischen diagnostischen Wert einer degenerativen oder traumatischen Schädigung des Diskus. Diese nach dorsal gewölbte Bandverkalkung induziert eine Hernie. Der Leser sollte aufgrund der Ähnlichkeit mit Abb. 16 eine traumatische Anamnese erwarten.

Bei dieser Gelegenheit kann daran erinnert werden, daß Verkalkungen des Nucleus pulposus beim Jugendlichen im Rahmen von Traumen und Infektionen als vorübergehende Anomalie vorkommen. Beim Erwachsenen handelt es sich hingegen gewöhnlich um Verkalkungen der Peripherie des Diskus im Rahmen von Degeneration und Traumen, aber auch als Folge von Immobilisation durch unvollständige Wirbelblöcke, chirurgische Cerclage, Arthrodesen usw. Wahrscheinlich ist die relative Immobilität der BWS ein Faktor für die prädominierende Lokalisation der Bandscheiben in diesem Segment (Fälle 17 u. 18).

20

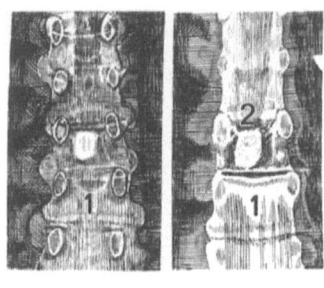

Fall 20 ist ein Beispiel eines charakteristischen Zeichens das auch mit der Anamnese keine Spezifität erlangt. Hier liegt eine progressive Paraplegie auf mittlerem thorakalen Niveau bei einer 48jährigen Frau vor.

Das Bild eines verdichteten Knotens (2), den man nicht mit dem Processus spinosus verwechseln darf (1), wird topographisch genau lokalisiert. Er liegt in derselben Ebene wie die Pedikel, also am vorderen Rand des Wirbelkanals. Trotz dieser Informationen bleibt das Bild nur für ein Osteom, über dessen primäre oder sekundäre Entstehung man nichts erfährt, charakteristisch. Weitere Untersuchungen werden nötig sein, um diese Frage zu beantworten: Myelographie mit wasserlöslichen Kontrastmitteln und Computertomographie.

Es handelt sich in diesem Fall um ein Meningiom, dessen Knocheninsertion stark verkalkt und verknöchert ist.

Bei dieser Gelegenheit erinnern wir dann, daß Meningiome im Bereich der Wirbelsäule vorwiegend im ventralen Bereich des thorakalen Rückenmarkkanals und hauptsächlich bei Frauen vorkommen. Röntgenologisch können weitere Hinweise darauf hervorgehoben werden:
1. eine im Frontalbild erscheinende Anomalie an einem Pedikel: Erosion an der medialen Fläche, osteogenetische Verdichtung oder beides,
2. eine Ausbuchtung am hinteren Rand eines Wirbelkörpers, auch monovertebrales Scalloping genannt (Fall 65 weist ein plurivertebrales Scalloping auf),
3. eine globale Verkalkung der Geschwulst (Psammom) und
4. ein Insertionsosteom wie hier im Fall 20.

Der Leser muß diese optische Täuschung, das Mach-Phänomen, kennen. Es kommt dabei zu artifiziellen Aufhellungen zwischen größeren, röntgenologisch dichten Massen. An der HWS kommt es zu falschen Diagnosen von intradiskalen Vakuumbildern (solche pathologische Bilder findet man in den Fällen 16, 22, 23 und 59). Das Artefaktbild hat 4 Kriterien:

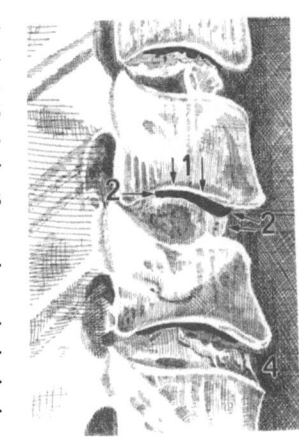

1. Die Aufhellung ist weniger ausgeprägt als diejenige des pathologischen Vakuums.
2. Die Lokalisation des Artefakts ist charakteristischerweise am unteren Rand des darüberliegenden Wirbels und ventrodorsal auf den darunterliegenden Processus transversus beschränkt.
3. Keine feinere Abbildung durch die Extension des Kopfes wie bei der pathologischen Vakuumbildung.
4. Das Artefaktbild entsteht bei einem normalen Zwischenwirbelraum, die Aufhellung einer Vakuumbildung dagegen bei einem beschädigten Bandscheibenraum, d.h. bei verminderter Höhe des Zwischenwirbelraums.

Der Leser weist hier ohne Schwierigkeit auf das Vakuum im ventrokranialen Teil des Zwischenwirbelraums hin (1). Diese Vakuumbilder kommen im Lendenwirbelbereich öfters vor (Fall 59), wo sie auch mit einer verringerten Höhe des Zwischenwirbelraums (2) oder sogar mit Osteophyten einer Osteochondrose (3) einhergehen. Sowohl an der HWS als auch an der LWS bewirkt die Extensionsbewegung (Retroflexion), bedingt durch eine Vergrößerung des Zwischenwirbelraums, die durch die Extensionstellung entsteht, eine Vergrößerung der Aufhellungsfläche.

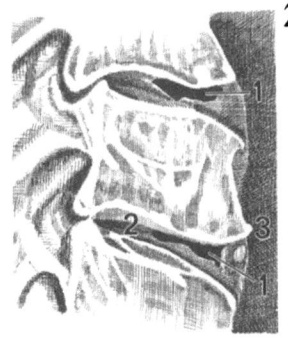

Wir haben gesehen, daß das Bild eines Vakuums an der HWS von einem Artefakt, den wir im Fall 21 beschrieben haben, unterschieden werden muß.

23

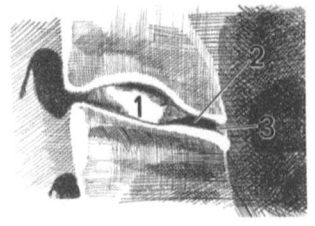

Hier müssen 3 Zeichen beschrieben und zusammen als spezifisches Bild erkannt werden:
1. Ein verkalkter Knoten, der dem Nucleus pulposus entspricht. Solche Kernverkalkungen kommen bei Kindern und Jugendlichen vorübergehend vor. Man fahndet bei ihnen nach traumatischen und infektiösen Ursachen. Beim Erwachsenen kommt es zur Verkalkung dieser beschädigten oder hernierten Bandscheiben. Diese Verkalkungen sind zwar gewöhnlich exzentrisch, können aber auch im Zentrum des Zwischenwirbelraums liegen (Fälle 16–19).
2. Eine Aufhellung durch ein Vakuum am ventralen Teil des Zwischenwirbelraums. Dieses Bild ist das 2. Zeichen der zerstörten Bandscheibe.
3. Eine reduzierte Zwischenwirbelraumhöhe, das 3. Zeichen des Bandscheibenschadens.

Diese Trias (Verkalkung – Vakuum – verringerter Zwischenwirbelraum) ist spezifisch für Bandscheibenschäden (infektiöse, traumatische, degenerative oder durch Wachstumsstörung wie bei Morbus Scheuermann).

Vereinfachend kann wiederholt werden, daß die Kalkablagerungen beim Jugendlichen nur vorübergehend sind und nur im Nucleus pulposus liegen. Beim Erwachsenen verkalken die fibrösen Schalen und nehmen mit dem Alter an röntgenographischer Dichte zu.

Die Analyse dieses Bildes bleibt sehr beschränkt, denn man kommt nur zur Identifizierung von 2 Zeichen, die keinerlei Spezifität erreichen. Der Leser sieht einerseits die ziemlich monomorphen, runden Aussparungen, die am Wirbelkörper besser zum Ausdruck kommen als Wirbelbogen, andererseits eine diffuse Osteoporose, die die Begrenzung der osteolytischen Herde erschwert.

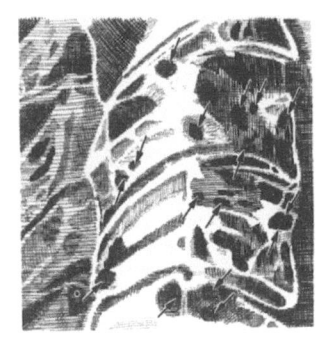

24

Wenn man weiß, daß dieselben Anomalien am übrigen Skelett bestehen, kann man verschiedene hypothetische Diagnosen stellen:

a) Morbus Kahler (multiple Myelome) – hier die richtige Diagnose – siehe auch Fall 35,
b) Metastasen und
c) Nebenschilddrüsenadenom.

Die beiden Röntgenzeichen haben also nicht einmal einen spezifischen Wert, weil die Krankheitsbilder nicht zu derselben nosologischen Gruppe gehören.

Dieses sehr charakteristische Bild muß unbedingt durch klinische und biologische Informationen ergänzt werden. Die Informationsstufe des Bildes allein ähnelt der von Fall 20.

Das Bild des Kontrastmittels und des Clips gibt einen Hinweis auf die hier sehr wahrscheinlich bestehende Rückenmarkkompression. Die Knochenveränderungen sind schwer zu erkennen:

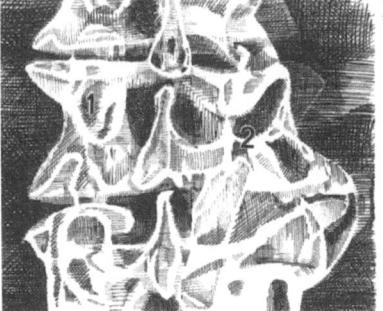

25

1. Die Veränderungen sind an mehreren Wirbeln auf derselben Seite sichtbar. Die Knochenstruktur der anderen Seite (rechts) ist normal.
2. Die Knochenanomalien haben einen hohen Unordnungsgrad, weisen jedoch keine indirekten Malignitätszeichen auf.

Der Leser könnte zunächst einen benignen Tumor vermuten (der sich jedoch auf einer Seite auf 3 Wirbelhöhen erstrecken würde), jedoch sollte man besser sofort an eine fibröse Dysplasie denken, da sich der Prozeß über 3 Wirbelhöhen erstreckt und die Wirbel nur halbseitig erfaßt.

26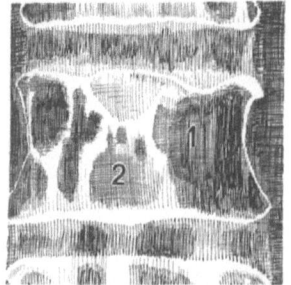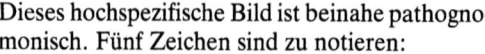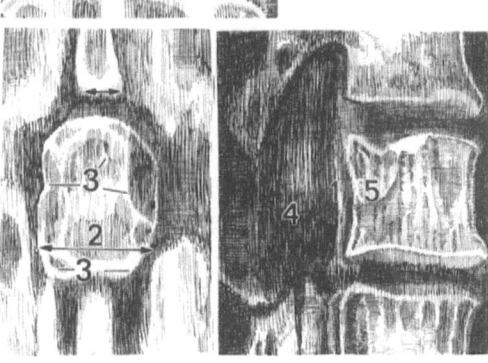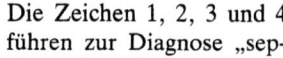

Dieses hochspezifische Bild ist beinahe pathognomonisch. Fünf Zeichen sind zu notieren:
1. Der linke Pedikel ist zerstört und aufgetrieben. Man denkt eher an einen expansiven als an einen osteolytischen Prozeß.
2. Der Dornfortsatz desselben Wirbels ist auch aufgetrieben, wobei es sich hier zweifellos um einen expansiven Prozeß handelt.
3. Der aufgetriebene Dornfortsatz (2) ist durch innere Knochenwände aufgeteilt.
4. Die Processus articulares, der Isthmus des Wirbelbogens, und das Foramen intervertebrale sind nicht mehr erkennbar.
5. Der hintere Rand des Wirbelkörpers weist unbedeutende Anomalien auf.

Die Zeichen 1, 2, 3 und 4 führen zur Diagnose „septierte Geschwulst", können aber keine weitere Information geben. Nur ihre Lokalisation am Wirbelbogen gibt ihnen eine hohe Spezifität. Nur aneurysmatische Zysten oder braune Geschwülste erzeugen diese charakteristischen und durch ihre Lokalisation spezifischen Bilder. Dies ist das erste Beispiel, in dem Röntgenzeichen (s. auch Fälle 27, 102 u. 123) durch ihre Lokalisation an Bedeutung gewinnen.

In diesem Fall wird das Bild durch die eindeutige Lokalisation von 3 sehr gut lesbaren, charakteristischen Zeichen zu einer spezifischen Trias:

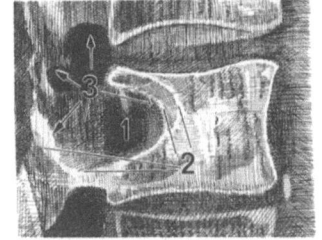

1. Eine Einbuchtung am hinteren Teil des Wirbelkörpers. Der übrige Teil des Wirbelkörpers hat eine normale Knochenstruktur;
2. die dichte, regelmäßige Begrenzung der Einbuchtung, die wie eine normale Wirbelplattenkortikalis aussieht und ein sicherer Hinweis für Benignität ist, sowie
3. die starke Vergrößerung des Foramen intervertebrale.

Die Spezifität ist die einer neurogenen, peripheren, benignen Geschwulst wie z. B. eines Neurinoms.

Vom wissenschaftlichen Standpunkt aus sollten wir von hoher Spezifität und nicht von Pathognomonie sprechen. Ein pathognomonisches Bild muß eine noch höhere diagnostische Sicherheit ermöglichen als die der Bilder der Fälle 26 und 27.

Der Leser soll hier 2, besser 3 Zeichen notieren:

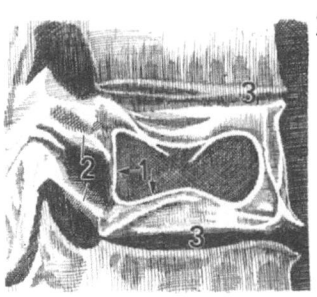

1. Einen zentralen Wirbelkörperraum, der von einer sehr regelmäßigen, normalen Kortikalis begrenzt ist.
2. Vom einzigen Wirbelkörper gehen 2 Wirbelbögen aus. Man unterscheidet 2 Bogenwurzeln (Pedikel), die eine abnorme Form haben, aber einen Raum begrenzen, der dem Foramen intervertebrale entspricht.
3. Eine verringerte Höhe des Zwischenwirbelraums sowohl kranial als auch kaudal.

Diese 3 deutlichen Zeichen sind hochspezifisch. Sie führen zur Diagnose von konstitutionellen Blockwirbeln. Der Blockwirbel am Wirbelkörper geht mit einer Fehlbildung der Bandscheibe einher, die für die Zystenbildung verantwortlich ist.

Da es sich um ein seltenes Bild handelt, kann der Leser die unwahrscheinliche Diagnose einer ausgeheilten Spondylodiscitis in Erwägung ziehen.

Das dritte, etwas schwer zu erkennende Zeichen (Hypoplasie der Scheiben) ist der Beweis für eine diffuse, konstitutionelle Tendenz zur Blockwirbelbildung.

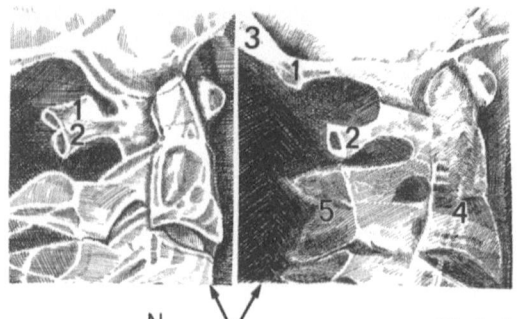

In beiden Fällen hat der Leser einen überzähligen Atlasbogen erkannt. Im Fall 29 ist er (1) mit dem normalen Atlasbogen (2), im Fall 30 mit der Hinterhauptschuppe (3) verschmolzen, und es besteht außerdem sowohl im Bereiche der Wirbelkörper (4) als auch der Wirbelbögen (5) ein konstitutioneller Blockwirbel C2–C3. Diese beiden Beispiele (Fälle 29 und 30) werden einfach als Vertebralisation des Hinterhauptbeins oder etwas esoterischer als Atlantisation bezeichnet.

An der Wirbelsäule gibt es verschiedene Übergangsanomalien:

1. am Schädel-Hals-Übergang
   a) die Vertebralisation (Fälle 29 u. 30),
   b) die Okzipitalisation des Atlas (Fall 118).
2. am lumbosakralen Übergang
   a) die Sakralisation von L5 (Fall 119), d.h. die Einbeziehung des 5. Lendenwirbels in das Os sacrum,
   b) die Lumbalisation von S1 (Fall 120), d.h. die Individualisierung des 1. Sakralwirbels, der sonst beim Menschen den kranialen Teil des Sakrums bildet.
3. an den Übergängen HWS/BWS und BWS/LWS kommt es zu ähnlichen Anomalien. Vereinfacht dargestellt findet man:
   1. normale Bedingungen
   2. Vertebralisation des Hinterhauptbeins,
   3. Okzipitalisation des Atlas,
   4. Sakralisation von L5 und
   5. Lumbalisation von S1.

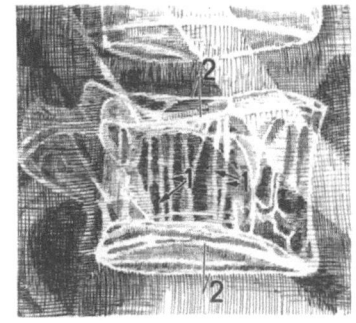

31

Hier hat der Leser die kraniokaudale Betonung der Knochenstruktur (1) erkannt, die zum charakteristischen Bild (ein Zeichen) des „Streifenwirbels" führt. Die Trabekula-Anomalie ist lediglich charakteristisch. Die spezifische Anomalie kommt zusammen mit 2 anderen Informationen zustande:

1. der normalen Struktur der Wirbelplatten. Es gibt nämlich in der Osteomalazie (Fall 94), in der Osteoporose (Fall 35), in der Fluorose (Fall 99) und in der Fibrogenesis imperfecta (Fall 104) auch Wirbel mit kraniokaudaler Betonung der Spongiosa. Dabei kommt es aber auch zur Veränderung der Kortikalis der Wirbelplatten.
2. der allgemeinen Informationen:
   a) röntgenologische: Hier handelt es sich um eine monovertebrale Veränderung;
   b) biochemische: Sie sind hier normal.

Diese beiden Informationen bringen das Bild auf die spezifische Informationsstufe „Angiom". Es bleiben jedoch noch Fragen offen:

1. Ist es ein extraossäres, ein durales oder ein spinales Angiom? Weitere Untersuchungen sind unentbehrlich, um diese Fragen zu beantworten.
2. Handelt es sich um die vertebrale Lokalisation einer allgemeinen angiodystrophischen Erkrankung?

Trotz dieser Fragen kann man behaupten, daß das Bild eines Streifenwirbels mit sonst normalen Röntgenuntersuchungen des Skeletts und normalen biochemischen Untersuchungen einen sehr hohen Spezifitätsgrad erreicht und bei bestimmten klinischen Bedingungen sogar als annähernd pathognomonisch bezeichnet werden kann (s. auch Fall 125).

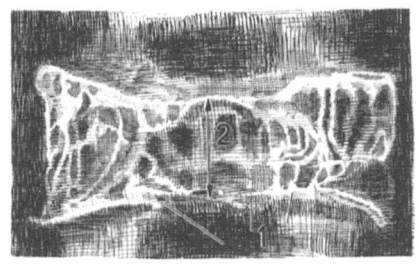

32

In Anbetracht der Kommentare zum Fall 31 hat es der Leser hier ziemlich leicht, die Diagnose eines Streifenwirbels zu stellen (charakteristische Information), die jedoch wegen der etwas verwischten Kortikalis des Wirbelkörpers (1) und der Eindellung der Wirbelplatten (2), die beide nicht spezifisch sind, etwas eingeschränkt werden muß.

Es handelt sich hier um einen angiomatösen Streifenwirbel (monovertebral; das übrige Skelett und die biochemischen Parameter sind normal). Diese stark angiomatöse Form schwächt die Statik des Wirbels und weist v. a. eine progressive Eindellung der Wirbelplatten auf.

33

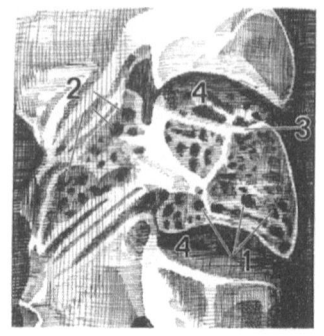

Der Leser hat hier die vielen, gleich großen Aufhellungen sowohl am Wirbelkörper (1) als auch im Wirbelbogen (2) dieses zervikalen Wirbels erkannt. Er hat auch negative Informationen notiert: normale Form des Wirbels, monovertebrale Lokalisation, normale Kortikalis des betroffenen Wirbels (3), normale kraniale und kaudale Bandscheibe (4). Dieses Bild eines retikulären Wirbels ist sehr charakteristisch. Aber der Leser muß hier wie beim Streifenwirbel (Fall 31) weitere negative Informationen einholen, um die spezifische Informationsstufe „Angiom" zu erreichen: normale Ergebnisse der Röntgenuntersuchungen des übrigen Skeletts und der biochemischen Untersuchungen.

Das charakteristische Bild eines retikulären Wirbels (oder Wabenwirbels) kann nicht mit einer Dissemination von Myelomen verwechselt werden (Fall 24), da in solchen Fällen die Aufhellung weniger regelmäßig sind, die Kortikalis des Wirbelkörpers befallen sein kann und die allgemeine Wirbelstruktur stark osteoporotisch ist.

34

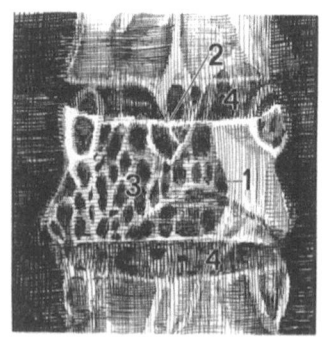

Hier hat der Leser sofort das charakteristische Bild eines retikulären oder Wabenwirbels erkannt. Nur der rechte und linke paramediale Teil des Wirbelkörpers ist betroffen. Die Grenze zwischen dem angiomatösen und dem gesunden Teil ist am Wirbelkörper sehr deutlich (1), die Kortikalis des Wirbelkörpers ist normal ausgebildet (2), der Wirbelbogen wie im Fall 33 betroffen (3), die Bandscheibe ist sowohl kranial als auch kaudal normal (4). Die Alveolen sind sowohl in der kraniokaudalen als auch in der ventrodorsalen oder transversalen Richtung ziemlich regelmäßig durch deutlich gebildete Bälkchen begrenzt. Diese Regelmäßigkeit von Dicke und Dichte der Bälkchen gibt dem angiomatösen Wabenwirbel seine charakteristische und nach Untersuchung des übrigen Skeletts und der biochemischen Parameter seine spezifische Informationsstufe.

Hier sind verschiedene Röntgenzeichen festzustellen:

a) *eine Osteoporose* mit starker Strahlendurchlässigkeit der Spongiosa (1) und eine eingebrochene kraniale Wirbelplatte (2),
b) *viele kleinere runde Aufhellungen,* die wegen der Osteoporose kontrastarm begrenzt sind (3).

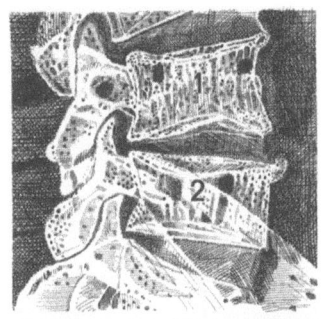

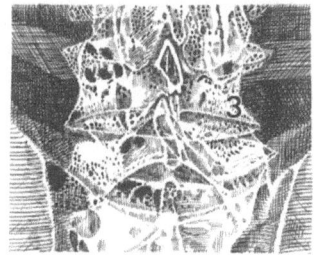

Diese Zeichen führen zu keinem spezifischen Bildkommentar, so daß in solchen sehr charakteristischen, aber nichtspezifischen Bildern die Anamnese sowie die klinischen und biologischen Informationen eine große Wichtigkeit erlangen. Es handelt sich hier um multiple Myelome (Morbus Kahler) mit starker Osteoklasie (Osteoporose) und kleinen Myelomen wie im Fall 24. Eine relativ gute Information beinhaltet die Kontrastarmut der myelomatösen Defekte. Der Leser kann mit Recht auf die in diesen Fällen viel besser kontrastierten Lükken am Schädeldach hinweisen, denn am Schädel ist der Kontrast zwischen den Myelomen, die ungefähr die Hälfte der Schädeldicke besetzen und dem benachbarten, nur osteoporotischen Knochen viel größer als an den Wirbeln.

Multiple Myelome sind in den Wirbeln (untere BWS und LWS) am häufigsten lokalisiert. Die Spongiosa ist sehr strahlendurchlässig und von vielen runden Aufhellungen gespickt (Fälle 24 u. 35), deren Existenz jedoch oft schlecht gesichert ist. Die Wirbel werden wegen der statischen Schwäche frühzeitig verformt, eingedellt oder sogar zertrümmert.

Differentialdiagnostisch müssen vom röntgenologischen Standpunkt aus verschiedene System- und karzinomatöse Erkrankungen des Skeletts, Osteoporosen und Osteomalazien berücksichtigt werden.

36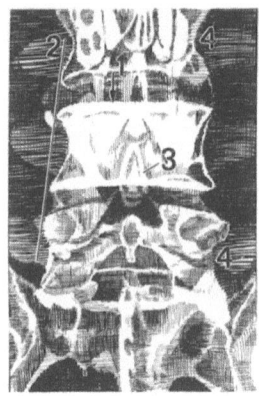

Der Leser hat den verdichteten 4. Lendenwirbel und wahrscheinlich das Wort „Elfenbeinwirbel" niedergeschrieben. Dieses Wort entspricht einem charakteristischen, jedoch unspezifischen Bild. In der Tat findet man diese starken Knochenverdichtungen der Wirbel (Elfenbeinwirbel) bei sehr verschiedenen, nicht zu einer nosologischen Gruppe gehörenden Krankheiten:
- Metastasen,
- Morbus Paget,
- Sarkoidose
- Lymphom,
- sogar gelegentlich bei einer aseptischen Nekrose, die durch eine Phase der Wirbelkörperverdichtung geht, seltener Hämangiome, Chordome und Morbus Bourneville (tuberöse Sklerose).

In diesem Fall handelt es sich um ein Lymphom, das man folgendermaßen beschreiben kann:

unregelmäßige Knochenverdichtung,
- die verdickten Wirbelplatten scheinen verdichtet (1),
- normale Wirbelkörpergröße (2),
- der Verdichtungsprozeß ist auf den *Wirbelkörper* beschränkt und hebt sich vom normalen Dornfortsatz ab (3),
- die beiden anderen Wirbel zeigen sowohl kondensierte (sklerotische) als auch lytische Stellen (4).

Eine aseptische Nekrose kann ohne weiteres ausgeschlossen werden, da es sich hier um eine jugendliche Wirbelsäule handelt. Ein Morbus Paget kommt auch nicht in Frage, da bei dieser Krankheit der Wirbelkörper vergrößert und auch der Wirbelbogen eine homogene, unklar strukturierte Knochenkondensation aufweist, die schon im Frühstadium an den befallenen Stellen zu einer kortikospongiösen Entdifferenzierung führt (Fall 37). Auch eine Metastase ist hier unwahrscheinlich, weil man im verdichteten Wirbel keine osteolytische Zone entdeckt (s. Fälle 44 u. 51) und die Pedikel nicht befallen sind.

Schließlich soll noch daran erinnert werden, daß Lymphome in 50% der Fälle in den Wirbeln lokalisiert sind und häufig Mischläsionen, d. h. lytische und verdichtete Bezirke aufweisen.

Nachdem er den Fall 36 bearbeitet hat, sollte der Leser jetzt sofort auf folgende Zeichen stoßen:
1. Der Elfenbeinwirbel ist vergrößert;
2. die Verdichtung erstreckt sich auch auf den Wirbelbogen;
3. an dem darunterliegenden Wirbel beginnt eine Verdichtung in der rechten Hälfte des Wirbels mit einer sehr klaren Verdikkung und Verdichtung der Pedikelkortikalis;
4. die Verdichtung mit einer kortikospongiösen Entdifferenzierung der Wirbelplatten ist ziemlich homogen und strukturlos.

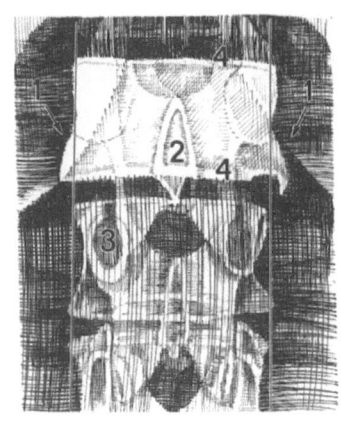

Diese 4 charakteristischen Bilder ergeben zusammen eine sehr hohe Spezifität, die man bei typischem Krankheitsbild als „praktisch" pathognomonisch bezeichnen kann, obwohl das allgemeine Wissen über die Krankheit unvollständig und deren Ätiologie noch sehr unklar ist.

Hier kommt es zu einer strähnigen Verdichtung (1) und zu Knoten (2) mit kortikospongiöser Entdifferenzierung der Wirbelplatten (3), leichter Vergrößerung des Wirbelkörpers (4) und Verdichtung der Wirbelbögen (5), ein Zeichenkomplex, der keinen Zweifel über die Diagnose eines Morbus Paget zuläßt.

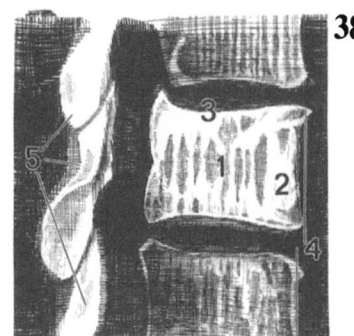

Die faden- oder watteartige Kondensation (1) mit kortikospongiöser Entdifferenzierung an den Wirbelplatten (2) und den Pedikeln (3) mit Vergrößerung des Wirbelkörpers (4) erlauben es, ohne weiteres auf einen Morbus Paget zu schließen.

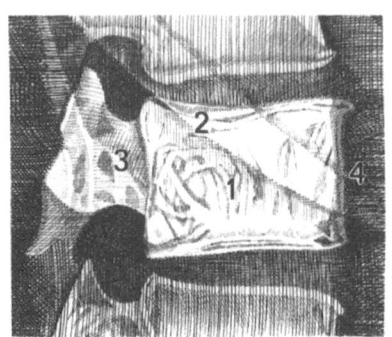

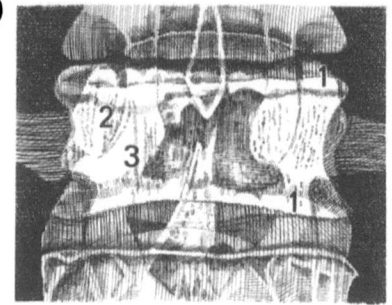

40 Dieses Bild eines Rahmenwirbels ist für einen Morbus Paget hochspezifisch:
1. Ein kondensierter Rand bildet sozusagen einen Rahmen für das flache Projektionsbild des Wirbelkörpers. Dieser Rahmen wird von der vergrößerten und unklar strukturierten Kortikalis gebildet.
2. Die Struktur des Knochens ist am ganzen Wirbel verändert (watteartige Verdichtung), speziell am rechten Pedikel, der vergrößert ist (vgl. mit dem linken Pedikel).
3. Die rechte Lamina ist ebenfalls befallen.

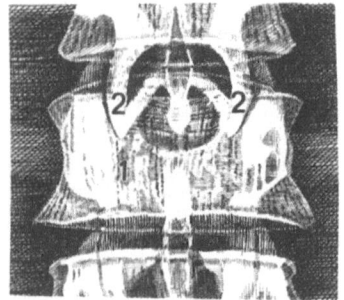

41 Am rechten Wirbelbogen ist eine unklare, verdichtete Knochenstruktur vorherrschend (1). Hier besteht das für Morbus Paget pathognomonische Bild des „eingerahmten Processus articularis inferior" (2).

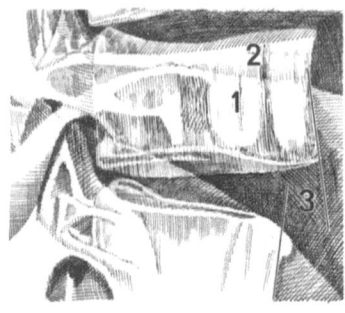

42 Dieses Röntgenbild ist ein weiteres Beispiel für einen Morbus Paget:
1. Strähnen und Knoten mit unklarer Begrenzung,
2. kortikospongiöse Entdifferenzierung der oberen Wirbelplatte und
3. vergrößerte Wirbelkörper.

Morbus Paget:
1. unscharfe und unklare Knochenverdichtung,
2. kortikospongiöse Entdifferenzierung (vgl. mit der normalen Kortikalis der kaudalen Wirbelplatte des darüberliegenden Wirbels, der mit Pfeilen markiert ist);
3. vergrößerter Wirbelkörper und
4. vergrößerte Bogenwurzeln (Pedikel).

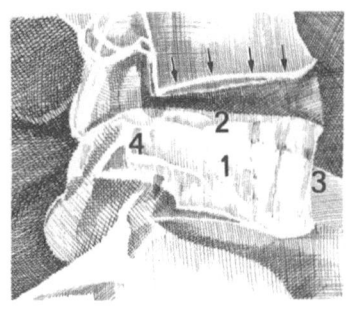

43

Nachdem der Leser jetzt 7 Bilder von Wirbel-Paget studiert hat, sollte es ihm leicht fallen, den Bruch in der Bildserie hier sofort zu erkennen. Der Fall 44 weist eine Metastase mit folgenden Zeichen auf:
1. starke Knochenverdichtung (Eburnisation) ohne jegliche Struktur,
2. eine osteolytische Aufhellung,
3. keine Wirbelkörpervergrößerung und
4. keine Beteiligung des Wirbelbogens.

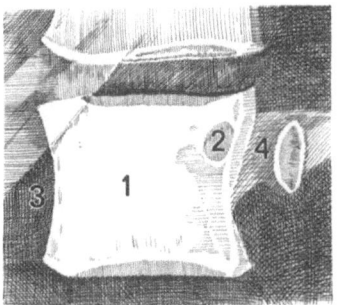

44

Plurivertebrale verdichtete Metastase: 45
1. strukturlose Eburnisation,
2. kleine osteolytische Lücken,
3. keine Vergrößerung und
4. keine Beteiligung des Wirbelbogens (die Ziffern entsprechen dem Schema von Abb. 44)

Röntgenaufnahme eines Präparats von verdichteten Lendenwirbelmetastasen 46 eines Mammakarzinoms:
1. Verdichtung ohne Vergrößerung,
2. Verdichtung mit osteolytischen Herden und
3. eine wenig verdichtete und stark zerstörte Bogenwurzel (Pedikel).

47 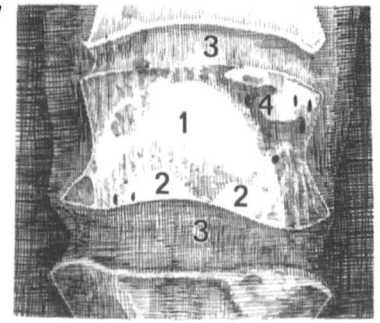 Dieser große, verdichtete Knoten (1) mit kleineren Satelliten (2) ohne Veränderung des Zwischenwirbelraumes (3) muß Metastasen andeuten. Das Bild ist charakteristisch für eine knotenartige Verdichtungen erzeugende Osteopathie und hat keinerlei Spezifität, denn die kleinen osteolytischen Lücken sind etwas vage (4).

48 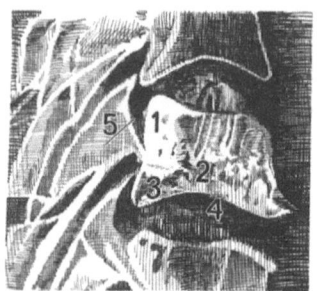 Ein sehr dichter Wirbelknoten (1) mit vielen kleineren (2), alternierend mit osteolytischen Zonen (3). Die Resorption der Kortikalis an der kaudalen Wirbelplatte (4) und die Lyse eines Pedikels (5) lassen keinen Zweifel an Metastasen und sind als spezifische Zeichen anzusehen.

49 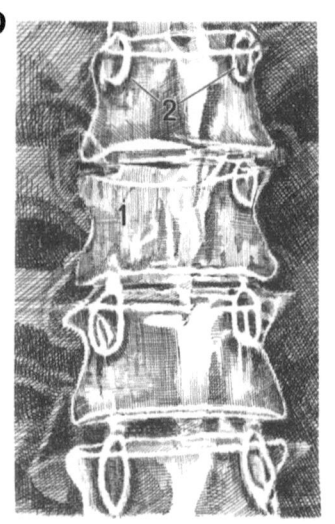 Der Leser muß hier den zerstörten rechten Pedikel gesehen haben (1), denn er hat beim aufmerksamen Lesen von Fall 1 die Projektion beider Bogenwurzeln oder Pedikel [die man auch Augen des Wirbels nennt (2)] als normale Referenzstruktur behalten. Wenn ein Pedikel fehlt, spricht man auch bildhaft vom „einäugigem Wirbel" (Fälle 49 u. 50), wenn beide fehlen vom „blinden Wirbel" (Fall 12) und wenn einer aus konstitutionellen Entwicklungsgründen größer ausgefallen ist, von „Wirbelanisokorie" (Fall 54). Es wäre ein schwerer Fehler, einen z. T. zerstörten Pedikel (erworbene Krankheit, Metastase?) (Fällen 49 u. 50) mit einem konstitutionell unterentwickelten Pedikel zu verwechseln (Fälle 54 u. 55).

Zurück zum Fall 49. Außer dem zerstörten Pedikel sieht man kein Zeichen und v. a. keine Asymmetrie an den anderen Bogenwurzelpaaren. Es handelt sich also um ein charakteristisches Zeichen einer Osteolyse des Pedikels, das für Metastasen spezifisch ist.

Für den Leser, der den Fall 49 verstanden hat, gibt es hier keinerlei Schwierigkeiten. Er notiert die Zerstörung des Pedikels, die für die Gruppe der osteolytischen Krankheiten, von denen Metastasen die bei weitem häufigsten sind, charakteristisch, ja sogar spezifisch ist. Vielleicht hat der Leser sogar 2 Zeichen bemerkt:
1. die Zerstörung des linken Pedikels und
2. die Lyse der Wirbelkörperkortikalis nahe des Pedikels.

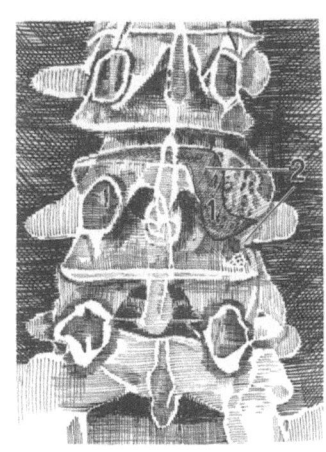

Dies ist ein etwas schwierig zu beurteilendes, sehr charakteristisches Bild. Im oberen Teil des Bildes befindet sich der normale Wirbel L3 mit seinen beiden Pedikeln, die durch die beiden kranialen und kaudalen Ränder gekennzeichnet sind (1). Im mittleren Teil des Bildes werden am Wirbel L4 auch beide Pedikelränder sowohl kranial (2) als kaudal (3) identifiziert. Dies gilt nicht für den Wirbel L5, dessen Pedikel nur einen kranialen (4) und nur einen kaudalen Rand (5) aufweist. Dieser Wirbel hat also nur einen einzigen Pedikel!

Ich bitte den Leser um Entschuldigung. Es handelt sich um die Seitenprojektion von Abb. 50.

Nachfolgend werden wir die gröbsten Wirbelveränderungen bei Metastasen in Erinnerung rufen.

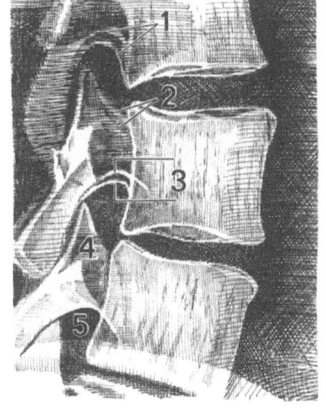

Verschiedene Bilder von Wirbelmetastasen

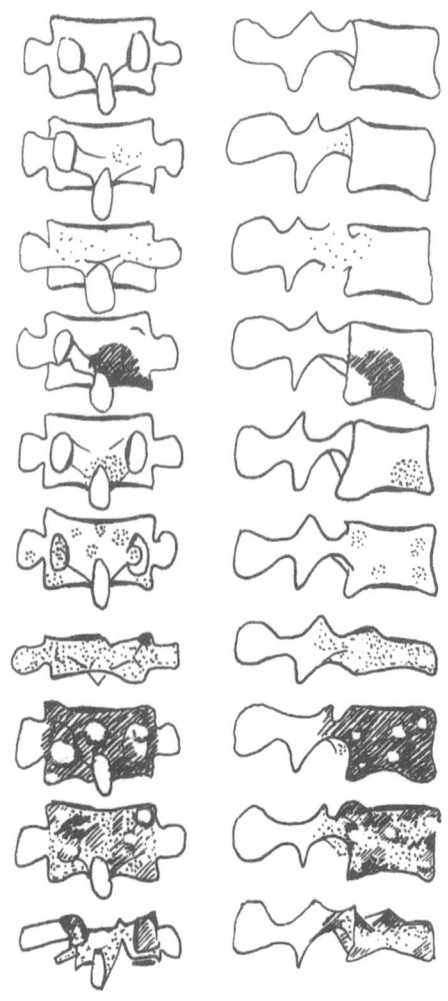

1. Normalbild (präradiologisches Stadium).
2. Einäugiger Wirbel. In der Lateralprojektion fehlt die kraniale und kaudale Doppelkontur der Pedikel (Fälle 49, 50 u. 51).
3. Blinder Wirbel (Fall 12).
4. Dichter Knoten (Fall 48).
5. Einziger osteolytischer Herd (Lücke, Aufhellung).
6. Multiple osteolytische Herde.
7. Trümmerwirbel bei multiplen osteolytischen Herden.
8. Elfenbeinwirbel mit diskreten osteolytischen Lücken (Fall 44).
9. Gemischtes Bild von sich verdichtenden und osteolytischen Metastasen (Fall 46).
10. Trümmerwirbel einer Mischform (Verdichtung und Osteolyse).

Hier sind 3 Zeichen sehr betont: 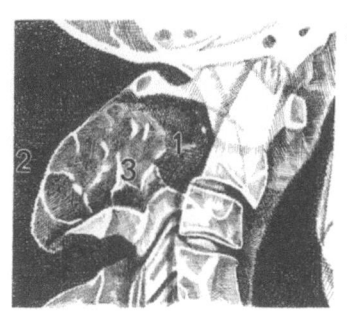 **52**
1. Der Wirbelbogen des Epistropheus ist zerstört,
2. die Geschwulst entwickelt sich in den zervikalen Weichteilen, und
3. es gibt im Tumor selbst dichte Kalkablagerungen.

Diese 3 charakteristischen Zeichen ergeben ein für einen malignen Tumor hochspezifisches Bild. Es handelt sich hier um die Metastase eines Hypernephrom.

Auf dieser frontalen Schichtaufnahme von Fall 52 ergeben ebenfalls 3 charakteristische Zeichen zusammen einen hochspezifischen Hinweis auf einen malignen Tumor. 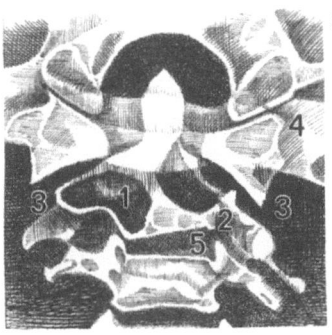 **53**
1. Zwei große osteolytische Herde im Axiskörper mit Zerstörung der Kortikalis (2),
2. die Entwicklung des Prozesses in den Weichteilen mit zerstörter Kortikalis links (2) und Knochenverschiebungen (3, 4, 5) sowie
3. die Knochenverschiebungen, zu denen eine bilaterale atlanto-axiale Luxation (3), eine linksseitige atlanto-occipitale Luxation (4) und das Klaffen des C2–C3-Zwischenwirbelraums auf der linken Seite (5) gehören.

Im Fall 49 wurde schon auf die differentialdiagnostische Bedeutung von **54** zerstörten und fehlgebildeten Pedikeln hingewiesen.

Osteolytische Veränderungen verhelfen oft zum Erkennen des Knochenzerstörungsprozesses wie z. B. im Fall 50, in dem das 2. Zeichen zweifellos solch eine Osteolyse erkennen läßt.

Zeichen von falscher Verteilung des Aufbaumaterials erlauben es in anderen Fällen (wie hier im Fall 54) die fehlgebildeten Pedikel zu erkennen. Hier handelt es sich um einen „einäugigen Wirbel" oder zumindest um eine „Anisokorie" (1). Sofort wird man auf die umgekehrte Anomalie am darüberliegenden Wirbel aufmerksam (2). Der kleine Pedikel ist der linke am kaudalen Wirbel und der rechte am kranialen Wirbel. Zweifellos kam es hier zu ungleicher Verteilung des Aufbaumaterials nach einem Mechanismus, dessen theoretische Grundlagen wir in einem Schema aufzeigen.

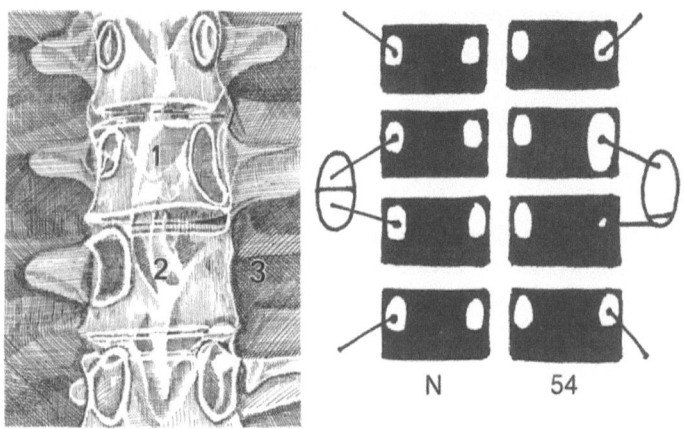

Es sei auch daran erinnert, daß es bei Hypoplasie oder Aplasie eines Pedikels auch zu homolateralen Aplasien des Querfortsatzes oder der korrespondierenden Rippe kommt (3).

55

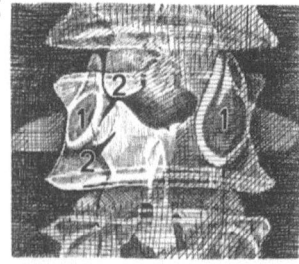

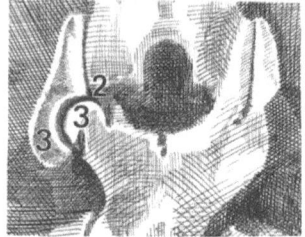

Der Leser muß 2 Zeichen identifiziert haben:
1. eine Pedikelasymmetrie (Anisokorie) und
2. eine Spondylolyse. Die Schichtaufnahme erlaubt es, diese Spondylolyse besser zu bewerten. Hier werden die Kommentare zu Fall 54 illustriert: Hypoplasie des Pedikels und Aplasie des Isthmus sind hier vergesellschaftet.

Der Leser kann auch darauf hinweisen, daß es sich am Isthmus wohl um eine Fehlbildung und nicht um eine Fraktur handelt. Für die Fehlbildung sprechen der bekannte Sitz (s. auch Fall 56) und die sehr regelmäßige und gut entwickelte Kortikalis (3).

Der Leser hat hier das Bild des „Hundekopfes mit dem Halsband" erkannt. Es handelt sich um 2 Patienten (der eine im oberen, der andere im unteren Bildteil). In beiden Fällen handelt es sich um eine konstitutionelle Spondylolyse, die das Halsband des Hundekopfes von Lachapèle „verursacht" (1). Dieser Ossifikationsdefekt, der auch im Seitenbild zu sehen ist (2), stellt sich während der postnatalen Verknöcherung des Wirbelbogens ein und verursacht in manchen Fällen ein Ventralgleiten des ventralen Teils des befallenen Wirbels bezüglich des darunterliegenden oder des Os sacrum, wenn es sich um den 5. Lendenwirbel handelt (3).

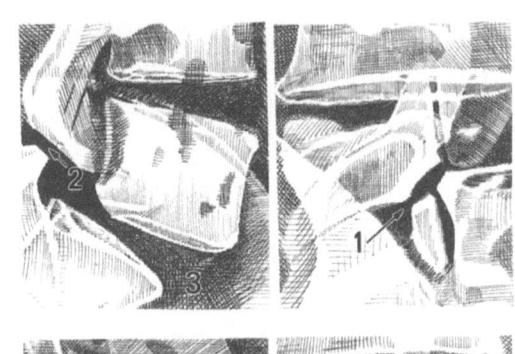

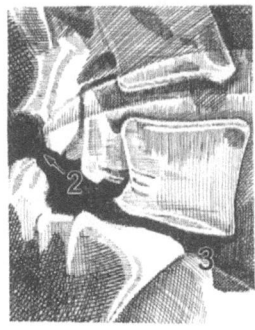
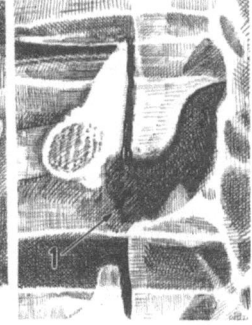

Dieser Zustand wird auch Spondylolisthesis genannt und kann sich allmählich verschlimmern. Bei einseitiger Spondylolyse kommt es nicht zum Gleiten, also nicht zur Spondylolisthesis. Der nichtverknöcherte Teil des Isthmus ist sehr oft von fibrösem Gewebe durchsetzt und bietet keinerlei statische Schwäche, so daß es nicht zum Gleiten kommt.

Nachfolgend wollen wir kurz die wichtigsten kongenitalen (die bei der Geburt sichtbar sind) und konstitutionellen (die sich während der Ossifikation entwickeln) morphologischen Abweichungen der Wirbel wiederholen.

1. Normalbild.

2. Leichte Form eines Halbwirbels (Schmetterlingswirbel).

3. Halbwirbel (Schmetterlingswirbel, s. Fall 121).

4. Einseitiger Halbwirbel.

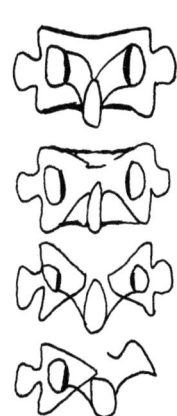
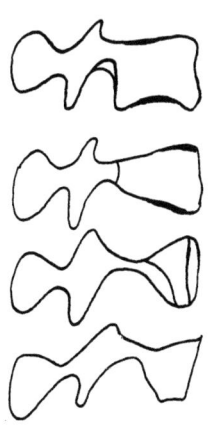

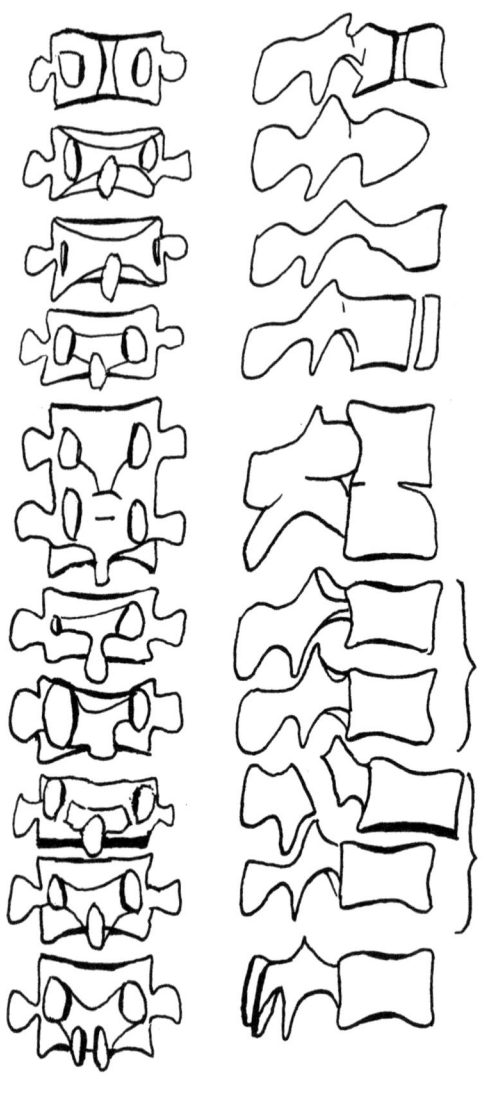

5. Persistierende Chorda dorsalis.

6. Dorsaler Halbwirbel (dorsaler Keilwirbel).

7. Ventraler Halbwirbel (ventraler Keilwirbel).

8. Fusionsdefekt des ventralen Teils des Wirbelkörpers.

9. Blockwirbel. Ventral und dorsal, korporal und arkal.

10. Pedikelasymmetrie (Fälle 54 u. 55).

11. Spondylolisthesis (Gleiten) durch Spondylolyse (konstitutioneller Defekt). Fall 56.

12. Spina bifida.

Für den Leser, der das Bild der konstitutionellen Stenose des Lumbalkanals zum ersten Mal sieht, gibt es objektive Schwierigkeiten. Wir bringen deshalb 3 nebeneinanderstehende Bilder (Fälle 57, 58 u. 59). Wir untersuchen zuerst das Bild von Fall 57:

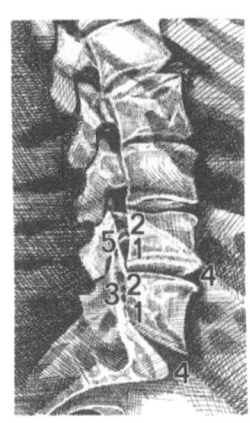

57

1. Das markanteste Zeichen ist die Verengung des vorletzten und letzten Foramen intervertebrale.
2. Die genaue Analyse der genannten Verengung läßt darauf schließen, daß der Grund dafür in einer pathologischen Kürze der Pedikel zu suchen ist (vgl. Fall 2). Diese Pedikelkürze ist besonders an L4 und L5 und weniger an den übrigen Lendenwirbeln betont.
3. Die Verengung des Foramen intervertebrale ist auch durch die Hypertrophie der Processus articulares bedingt.

Der Leser wird folgende Bemerkungen leicht verstehen, da sie praxisnah sind:
1. Das laterale Röntgenbild der LWS ist hier das Alarmzeichen. Selbstverständlich erlauben es noch andere Untersuchungen (CT und Myelographie), die definitive Diagnose von konstitutioneller Lumbalstenose zu stellen. Das laterale Lendenwirbelröntgenbild soll aber den Arzt darauf aufmerksam machen, wenn er es wegen lumbaler Schmerzen, Ischias, oder besonders bei neurogener Claudicatio, also Schmerzen, die durch längeres Stehen oder Gehen auftreten, anfertigt.
2. In der Praxis klagen die Patienten erst im Erwachsenenalter über Schmerzen, obwohl sie die Stenose schon als Jugendliche hatten. In den meisten Fällen bleibt die Stenose so lange belanglos, bis andere, auch stenosierende Faktoren wie z. B. kleine Diskushernien oder Osteophyten bei rheumatischen Knochenhypertrophien dazukommen.

Diskushernien können schon bei Schadenszeichen vermutet werden (4) also bei verminderter Höhe des Zwischenwirbelraums, intraspongiösen Hernien, Verkalkungen und Vakuumbildungen (s. Fälle 16–23).

Hypertrophierende Arthrosen (5) durch Osteophyten an den Gelenkfortsätzen und am hinteren Rand des Wirbelkörpers müssen so lokalisiert sein, daß sie den Wirbelkanal oder das Foramen intervertebrale verengen (Fall 58). Ein großer Osteophyt wie im Fall 78 entwickelt sich außerhalb der Kanäle und hat keinen stenosierenden Effekt.

Nach diesem ersten Fall von Lumbalstenose sollte der Leser die Fälle 58 und 59 leichter erkennen. Auch das Frontalbild werden wir noch untersuchen.

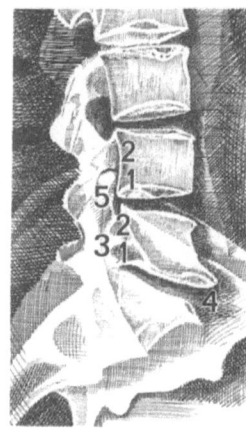

Charakteristische Zeichen erlauben es, auf die spezifische Information „Lumbalstenose" zu schließen. Der Leser hat 3 Zeichen der konstitutionellen Stenose (1–3) und 2 Zeichen diskorheumatischer Verschlimmerungsfaktoren (4 u. 5) registriert:
1. Stenose der Foramina intervertebralia,
2. kurze Pedikel,
3. Hypertrophie der Gelenkfortsätze,
4. verminderte Höhe des Zwischenwirbelraumes und
5. Osteophytose der Gelenkfortsätze.

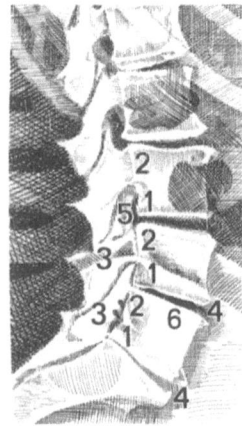

Spezifisches Bild der Lumbalstenose:
1. Stenose der Foramina intervertebralia,
2. kurze Pedikel,
3. Hypertrophie der Gelenkfortsätze,
4. verminderte Zwischenwirbelräume,
5. Osteophytose der Gelenkfortsätze,
6. Vakuumbildung.

Blockwirbel kommen häufig vor und müssen stets einer sehr sorgfältigen Analyse unterzogen werden. Wir haben gesehen, wie ein Blockwirbel zu hochgradigen pathomorphologischen Veränderungen führen kann (Fall 28), wie deshalb Wirbelkörper und Bandscheiben umgebaut werden (Fall 15) und wie er auf entweder durch Kompression (Fall 61) oder in Verbindung mit neurologischen Fehlbildungen entstehende (Fall 60) mögliche neurologische Komplikationen hinweist. Im Fall 60 handelt es sich um einen Blockwirbel C5–C6, der zwar am Wirbelkörper nur unvollständig (5), zusätzlich aber auch am Wirbelbogen sichtbar ist (6). Ohne irgendeine Messung vorzunehmen, hat der Leser den vergrößerten Wirbelkanal bemerkt (4). Die pathomorphologische Veränderung ist so ausgeprägt, daß sie allein schon „alarmierend" wirkt (DC > DV) und man dann den genaueren Durchmesser bestimmt.

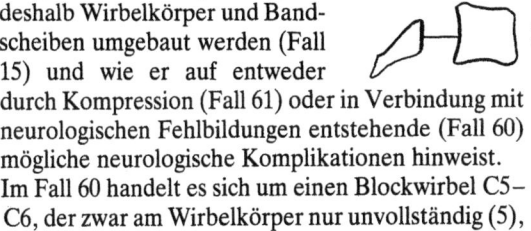

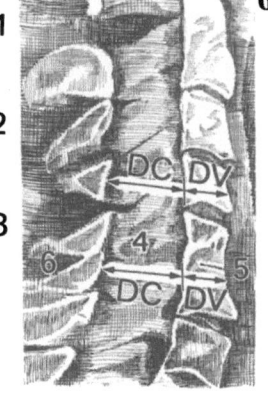

Pathomorphologie. Grosso modo kann man im Lateralbild erkennen, daß der ventrodorsale Wirbelkörperdurchmesser im zervikalen Segment etwas kleiner ist als der ventrodorsale des Wirbelkanals (1). Gedanklich kann man normalerweise den Körper in den Kanal legen, wie es der Leser in den Fällen 62 und 63 in dem mit „N" (normal) markierten Bild selbst üben kann. In Fällen von pathologischer Erweiterung der Nervenstrukturen (Zysten, Hydromyelie, Syringomyelie) ist der ventrodorsale Wirbelkanaldurchmesser vergrößert (2). Bei konstitutionellen zervikalen Kanalstenosen ist er verkleinert (3). Der Radiologe hat bei Blockwirbeln eine der 3 Kanalvarianten (normal, stenosiert oder erweitert) zu identifizieren.

Messungen. Angeregt durch die Pathomorphologie wird der Radiologe genaue Messungen durchführen und hauptsächlich den ventrodorsalen (sagittalen) Durchmesser bestimmen. Tabelle 1 gibt die Normalwerte des Kanaldurchmessers nach Korrektur des optischen Vergrößerungsfaktors an.

Normalwerte des sagittalen (ventrodorsalen) Wirbelkanaldurchmessers (in mm)

	Min.	Mittelwert	Max.
C1	16,9	20,3	23,7
C2	14,1	17,8	21,4
C3	12,2	15,8	19,4
C4	12,3	15,1	17,9
C5	12,1	14,9	17,7
C6	11,7	14,5	17,3
C7	11,6	14,3	17,1

61

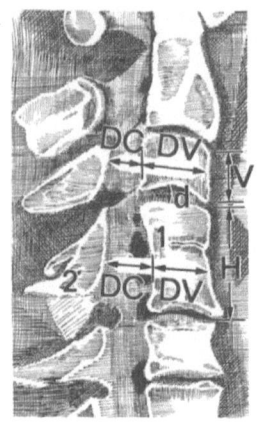

Hier handelt es sich zweifellos um einen konstitutionellen Blockwirbel sowohl der Wirbelkörper von C4 und C5 (1) als auch der entsprechenden Wirbelbögen (2). Um in der Bildanalyse weiterzukommen, kann man das Gesetz der Blockwirbel prüfen und zeigen, daß hier H = 2v + 1d gilt (Fall 15), was beweist, daß der Blockwirbel ohne Hypoplasie zustande gekommen ist. Diese Bemerkungen sind etwas belanglos, wenn man bedenkt, daß in diesem Fall große Unterschiede zwischen Wirbelkörper- und -kanaldurchmesser bestehen: DC < DV. Hier liegt eine zervikale Kanalstenose sowohl auf der Höhe von C2–C3, die nicht blockiert sind, als auch auf der Höhe von C4–C5 vor. Die Kenntnis der Pathomorphologie der Stenose wird zu genauen Messungen führen (Normalwerte s. Tabelle im Fall 60).

Es ist viel wichtiger, sich mit der Stenose zu beschäftigen, als sich an der Blockwirbelbildung aufzuhalten. Letztere verändert zwar die Statik der Wirbel, die Kanalstenose beeinträchtigt jedoch das Rückenmark, so daß es auf die geringsten zusätzlich auftretenden Kompressionen (Hernien, Osteophyten) mit neurologischen Ausfällen reagieren wird.

Die zervikale Kanalstenose gehört zu einer großen Gruppe von Krankheiten, die in 3 nosologischen Formen vorkommen.

1. Kanalstenosen der Chondrodysplasien (Beispiel: Achondroplasie),
2. Cheirolumbale Dysostose (lumbale Stenose und Brachydaktylie) und
3. isolierte Stenose eines Wirbelsäulensegments.

Die Pathomorphologie der Kanalstenose mit entsprechenden Durchmesserverminderungen besitzt spezifischen Informationswert. Ist das Krankheitsbild vorwiegend eine neurogene Claudicatio, so kann man unter Berücksichtigung der Ergebnisse von Computertomographie (CT) oder Myelographie von einer pathognomonischen Röntgeninformation sprechen.

Das mit „N" bezeichnete Bild ist ein Normalbild eines anderen Patienten. Das pathologische Bild enthält rechts eine charakteristische Information: Die Laminae von C5, C6 und C7 sind hypoplastisch, zu kurz oder falsch orientiert (1). Sie sind der pathomorphologisch leicht zu erkennende Beweis einer Segmentstenose des Kanals von C5–C7. Dieser pathomorphologische „Alarm" veranlaßt dann die Anfertigung von Schichtaufnahmen oder genaue Durchmesserbestimmungen. Die Diagnose wird jedoch schon allein durch die Pathomorphologie der Laminae in der lateralen Projektion gestellt (2).

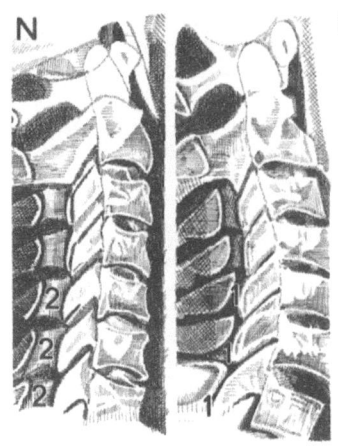

Der Leser hat jetzt keine Schwierigkeiten mehr, diese Kanalstenose an der Pathomorphologie der Laminae rechts auf dem Bild zu erkennen (1).

Das mit „N" (normal) bezeichnete Bild dient als Referenz (2). In diesem Fall wurde die Stenose, obwohl sie ziemlich ausgeprägt war recht gut ertragen, und die Beschwerden (zervikale Myelopathie) kamen erst, als sich die C5–C6-Diskarthrose entwickelte (3).

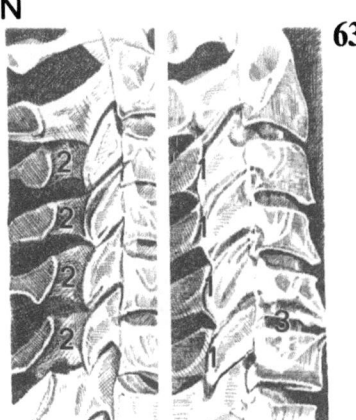

Im folgenden werden wir die Pathomorphologie der Laminae bei Kanalstenose in Erinnerung rufen.

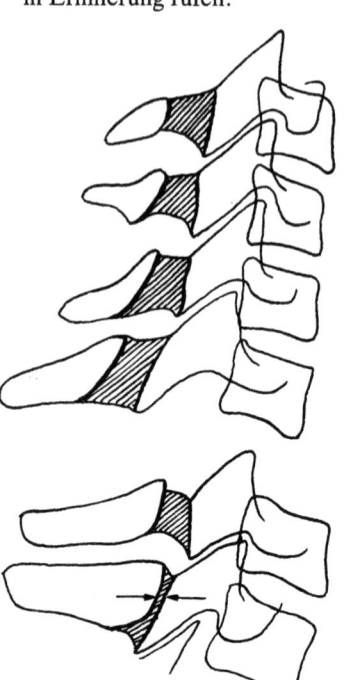

a) Normale Lateralprojektion der HWS. Der Wirbelkanal ist breit, die Laminae (Bogenstücke) groß und wie im Referenzbild der Fälle 62 und 63 normal orientiert.

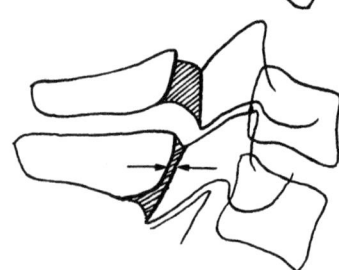

b) Der schraffierte Teil entspricht der Lamina (zwischen Dorn- und Gelenkfortsätzen) und ist hier am untersten Wirbel hypoplastisch (monovertebrale Stenose) (s. Fall 62).

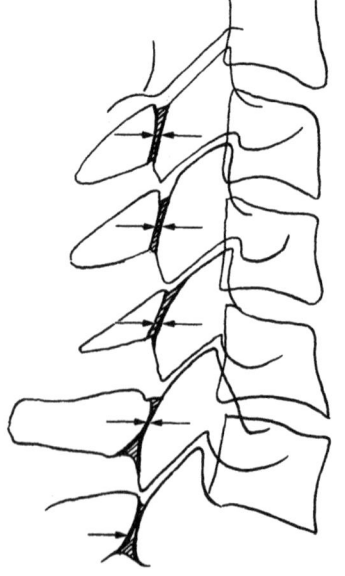

c) Das pathomorphologische Zeichen der hypoplastischen Laminae ist hier am ganzen zervikalen Segment (Fall 63) zu sehen. Die röntgenologische und computertomographische Untersuchung wird zur genauen Diagnosestellung hinzugezogen.

Hier sind 2 Bemerkungen zu machen:

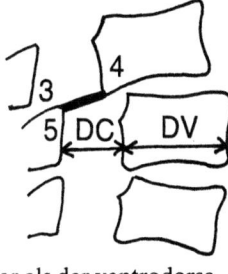
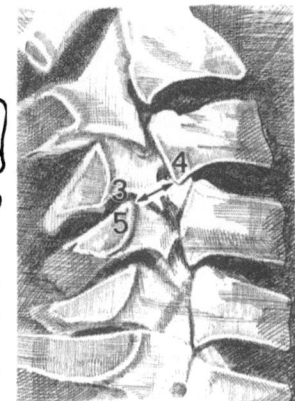

64

1. Es ist aus rein pathomorphologischen Gründen möglich, die konstitutionelle Kanalstenose zu erkennen: der ventrodorsale Durchmesser des Wirbelkanals (DC) ist kleiner als der ventrodorsale des Wirbelkörpers (DV). Bei Fall 60 haben wir gesagt, daß im Normalfall DC ≥ DV ist.
2. Durch die Retrolisthesis von C3 gibt es außerdem eine „funktionelle Stenose bei der Extension (Retroflexion) des Kopfes". Diese funktionelle Enge entsteht bei Retrolisthesis [s. die Ruptur der Dornfortsatzlinie (3)] zwischen dem hinteren Rand des gleitenden Wirbels, hier C3, (4) und dem oberen vorderen Rand des Dornfortsatzes des darunterliegenden Wirbels, hier C4, (5). Dieser funktionelle Stenosemechanismus kann selbstverständlich auch bei normalem Wirbelkanal vorkommen, hat aber dann einen kleineren pathogenen Effekt. Hier ist die Vorbedingung einer diffusen Kanalstenose gegeben, so daß der funktionelle Mechanismus durch die Retrolisthesis schon den zweiten Faktor einer Medullakompression darstellt.

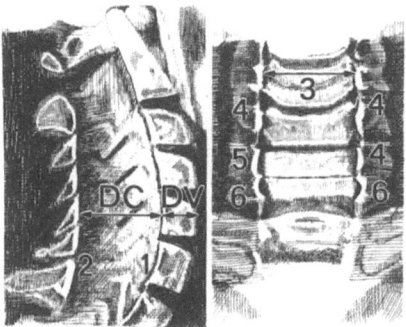

65

Der Leser ist nun mit der normalen Größe des Wirbelkanals so vertraut, daß er keine Schwierigkeiten hat, um hier seine Erweiterung zu erkennen: DC > DV. Die Kanalerweiterung ist ziemlich gleichmäßig und auf der Höhe von C3 und C4 etwas stärker. Die Wirbelkörper (1) und Dornfortsätze sind normal ausgerichtet (2). Die dorsale Wand der Wirbelkörper ist stark konkav, so daß der sagittale Wirbelkörperdurchmesser dadurch noch kleiner wird. Diese starke Konkavität verursacht nicht nur das charakteristische Bild, das man als Scalloping bezeichnet, sondern ist auch eine sehr spezifische Information im Sinne einer neurogenen Ausbuchtung der hinteren Wand des Wirbelkörpers. Im Frontalbild sind ähnliche charakteristische Zeichen zu sehen, die zu derselben spezifischen Information führen:

(1) Wirbelkörper, (2) Dornfortsatz, (3) vergrößerte Distanz zwischen den medialen Seiten der Pedikel, (4) verdichtete Kortikalis an den medialen Seiten der Pedikel, (5) abgeflachte Konvexität der medialen Seiten der Pedikel, (6) konkav (statt konvex) verformte mediale Seiten einiger Pedikel, was als Pedikel-Scalloping bezeichnet werden kann. Dieses Scalloping hat denselben spezifischen Informationswert wie das Wirbelkörper-Scalloping im Seitenbild.

Im Fall 65 werden also mehrere sehr ausgeprägte Zeichen identifiziert, durch die eine spezifische Informationsstufe erreicht wird. Folgende Krankheiten kommen in Frage:

– Syringomyelie,
– Hydromyelie,
– langsam wachsendes Astrozytom und
– Ependymom.

Auch durch andere klinische Untersuchungen wird die spezifische Information zur pathognomonischen. Hier handelt es sich um eine Syringomyelie.

Wir wollen bei dieser Gelegenheit die Röntgenologie der Pedikel etwas ausführlicher behandeln. Der Radiologe soll in seinem Arbeitsraum die Normalwerte der frontalen Abstände zwischen den Pedikel in jeder Altersgruppe zur Verfügung haben. Am besten benützt er dazu die von Elsberg und Dyke (1934) publizierten Werte[4]. Beim Erwachsenen benützen wir die Messung der interpedikulären Distanz nur für die LWS. Die Normalwerte sind bei Fall 105 angegeben.

Die Pedikel sind bezüglich pathomorphologischer Veränderungen sehr empfindlich. Im folgenden fassen wir die markantesten Veränderungen, die zu Röntgenzeichen werden können, zusammen.

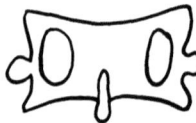

1. Normale Pedikel (Fall 1).

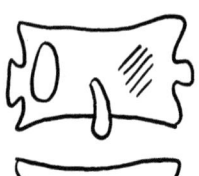

2. Monopedikuläre Osteolyse: einäugiger Wirbel (Fälle 49 u. 50).

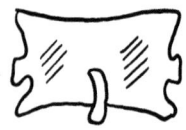

3. Beidseitige Pedikelosteolyse: blinder Wirbel (Fall 12).

---

4 Elsberg CA, Dyke CG (1934) The diagnosis and localization of tumors of the spinal cord by means of measurements made on the X-ray films of the vertebrae, and the correlation of the clinical and X-ray findings. Bull Neurol Inst NY 3: 359–394

4. Pedikeldysmorphie bei konstitutionellem Blockwirbel (Fall 15).

5. Pedikelasymmetrie: Anisokorie (Fall 54).

6. Pedikelasymmetrie mit Spondylolyse (Fälle 55 u. 56).

7. Konstitutionelle Kanalstenose mit Pedikelhypertrophie sowie einer verdickten und verdichteten Kortikalis.

8. Vergrößerter Zwischenpedikelabstand und pathomorphologische Veränderung der Pedikel. Dysostose? Dysplasie? Beginnende neurogene Expansion? (Fall 66).

9. Vergrößerter Zwischenpedikelabstand mit Verdichtung der Kortikalis an der medialen Fläche der noch konvexen Pedikel. Beginnende neurogene Expansion.

10. Vergrößerter Zwischenpedikelabstand mit verdickter und abgeflachter Kortikalis an der Innenseite der Pedikel. Neurogene Expansion (Fall 65).

11. Vergrößerter Zwischenpedikelabstand mit verdickter und konkaver Kortikalis an der Innenseite der Pedikel. Fortgeschrittene neurogene Expansion. Pedikel-Scalloping (Fall 65).

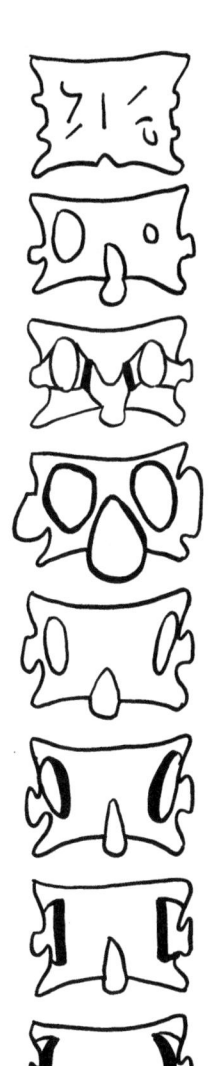

66

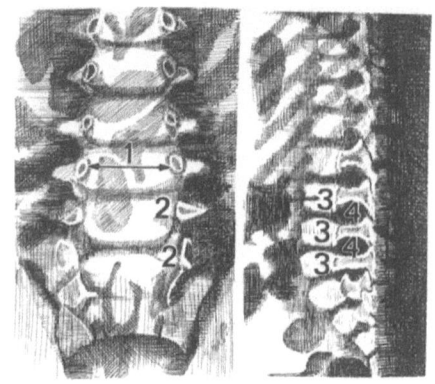

Hier gibt es jetzt keine Schwierigkeiten mehr. Drei Zeichen (1–3) werden sofort identifiziert und ein 4. erlernt (4):

1. Im Frontalbild ist der Zwischenpedikelabstand an allen Wirbeln vergrößert;
2. die 3 untersten Pedikelpaare haben eine abgeflachte und verdichtete Kortikalis an der medialen Pedikelseite;
3. Scalloping an allen Lendenwirbelkörpern und
4. ventrodorsal ausgestreckte, verlängerte Pedikel. Diese pathomorphologische Veränderung der Pedikel entspricht nur dem vergrößerten a.-p.-Durchmesser der LWS, der genau gemessen werden kann (s. Fälle 2, 57, 58, 59 u. 106).

Der Leser erreicht, egal, ob er hier mit 3 oder 4 Röntgenzeichen arbeitet, leicht eine spezifische Informationsstufe: neurogene Expansion des Lendenwirbelkanals. Mit weiteren Untersuchungen kommt man in diesem Fall zur Diagnose eines Lipoms.

67

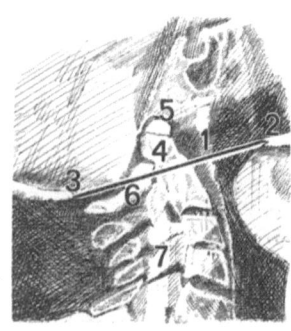

Hier kann der Leser recht leicht die Diagnose einer basilären Impression stellen. Dieser sehr inadäquate Begriff bezeichnet eine Dysostose des Hinterhauptbeins, die sich meistens als Hypoplasie des basalen und okzipitalen Bereichs bemerkbar macht. Es handelt sich im allgemeinen um eine um das Foramen magnum herum entwickelte hypoplastische Dysostose der hinteren Schädelgrube, die sich ausnahmsweise auf das ganze Hinterhauptbein ausdehnt. Der Terminus „Impression" kommt daher, daß man am Skelett an der Außenseite der hinteren Schädelgrube infolge der Hypoplasie den Eindruck bekommt, die Schädelbasis wäre nach innen eingedrückt. Leichte Fälle führen zu einer Abflachung (Platybasie), schwere Fälle zu einer kranialen Ausbuchtung der Schädelbasis (Konvexobasie). Das Röntgenbild liefert hier eine pathognomonische Information.

Die von Chamberlain beschriebene Linie (1) vereinigt den hinteren Rand des harten Gaumens im Seitenbild (2) mit dem hinteren Rand des Foramen occipitale (3). Im Normalfall liegt die Dens-Spitze höchstens tangential zu dieser Linie oder meistens etwas darunter. Bei basilärer Impression überschreitet sie die palatookzipitale Chamberlain-Linie kranialwärts (4). Dies ist eine notwendige aber nicht ausreichende Bedingung für die Sicherung der Röntgendiagnose einer basilären Impression. Es gibt nämlich Fälle von „langem Zahn", d. h. von Dolicho- oder Turriodontoideum, die sich über die Chamberlain-Linie erstrekken, ohne daß eine okzipitale Hypoplasie besteht. Ein 2. Zeichen, der Hochstand des vorderen Atlasbogens ist für das Erkennen einer basilären Impression zuverlässiger. Der vordere Atlasbogen, der normalerweise kaudal von der Chamberlain-Linie liegt, liegt bei basilärer Impression teilweise oder ganz (je nach dem Impressionsgrad) kranial der Linie (5).

Beide Zeichen sind spezifisch für eine Krankheitsgruppe, die aus 2 Formen besteht:
1. primitive basiläre Impression (Dysostose, Fehlbildung) und
2. sekundäre, erworbene basiläre Impression (Morbus Paget, fibröse Dysplasie, verschiedene Osteoporosen und Osteomalazien).

Die Analyse der Knochenstruktur erlaubt eine Unterscheidung der beiden Formen. Im vorliegenden Fall gibt es keine Strukturveränderungen. Es handelt sich also um eine konstitutionelle basiläre Impression (Fehlbildung).

Das zu analysierende Bild ist in diesem Fall so reichhaltig und pathognomonisch, daß ein jüngerer Radiologe damit seine Aufnahmekapazität erschöpft hat und sein psychooptisches System dadurch wie gelähmt wird. Ein sehr deutliches Zeichen kann dadurch übersehen werden: die Erweiterung des zervikalen Wirbelkanals sowohl am Atlas (6) wie an der übrigen HWS. Wir haben bereits in den vorhergehenden Fällen erläutert, daß diese Erweiterung als wenig spezifisches Zeichen einer neurogenen Expansion angesehen werden muß. Um spezifisch oder hochspezifisch zu sein, muß dazu noch ein Scalloping an der Hinterwand der Wirbelkörper kommen.

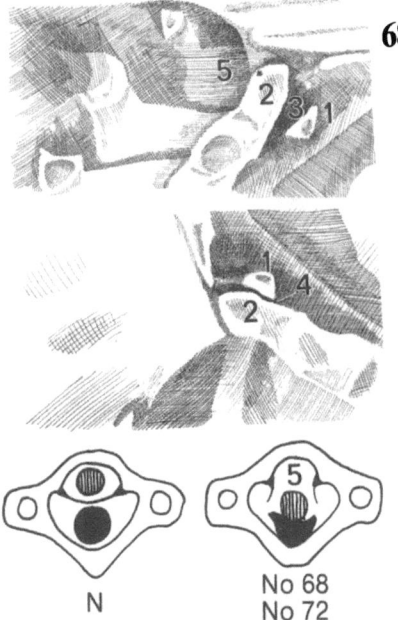

Der pathomorphologische Unterschied zwischen dem Flexionsbild (oben) und dem Extensions- oder Retroflexionsbild (unten) besteht im Abstand zwischen dem vorderen Atlasbogen (1) und dem Dens axis (2), der bei Flexion groß erscheint (3) und bei Extension (Retroflexion) eine normale Breite hat (4). Die abnormale Beweglichkeit zwischen Atlas und Dens axis ist auf eine Anomalie kongenitaler, traumatischer, rheumatischer oder infektiöser Natur des Lig. transversum atlantis zurückzuführen. Die Flexion des Schädels demonstriert die exzessive Mobilität des Dens axis, indem sie die nach dorsal dislozierte Stellung des Dens zeigt. Das Schema in axialer Sicht macht es verständlich, daß die dorsale Dislokation des Dens die Medulla oblongata gegen den hinteren Atlasbogen drückt und Kompressionssyndrome erzeugt (5). Im Fall 72 handelt es sich um eine rheumatische Läsion des Lig. transversum atlantis, die eine chirurgische Stabilisation erforderte, um solche Kompressionskomplikationen zu verhindern.

69

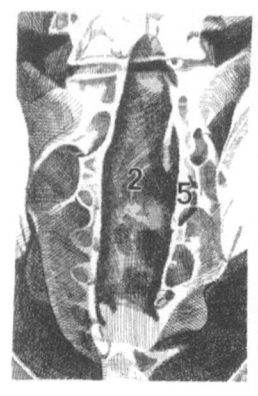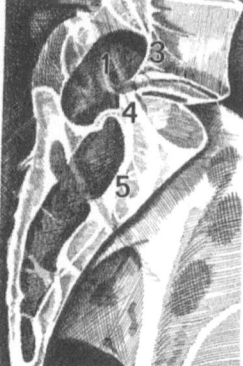

In diesem sehr fortgeschrittenen Fall registriert der Leser 2 Zeichen:

1. die gewaltige Erweiterung des Projektionsbildes des Foramen intervertebrale. Die Erweiterung kommt hauptsächlich durch die Erosion der dorsalen Wand des 5. lumbalen Wirbelkörpers (3) und des Sakrums zustande (4).
2. die ebenfalls sehr ausgeprägte Vergrößerung des Kanals des Sakrums, die sowohl in frontaler als auch in lateraler Projektion erscheint. Die dichte Randkortikalis zeugt von einer langsamen Entwicklung, also prinzipiell von einer benignen Natur des expansiven Prozesses (5).

Diese beiden Zeichen sind als äquivalent mit denen der Fälle 65 und 66 anzusehen, so daß die Schlußfolgerung auch ähnlich ist: spezifisches Zeichen eines intrakanalären expansiven Prozesses. Durch weitere Untersuchungen wird man Näheres herausfinden. Es handelt sich hier um eine intrasakrale Liquorzyste (eine Form von Meningozele).

70

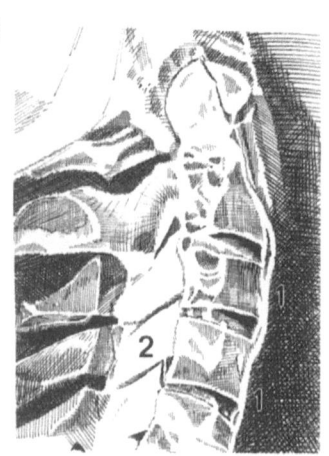

Hier handelt es sich um das charakteristische, ebenfalls hochspezifische Bild eines Syndesmophyten (1). Er weist 2 Zeichen auf:

1. Er ist von knöcherner Struktur. Man unterscheidet eine Kortikalis und eine Spongiosa und
2. er entwickelt sich parallel zur kraniokaudalen Achse der Wirbelsäule im Gegensatz zu einem Osteophyten, der sich rechtwinklig zu dieser Achse also in der Ebene der Wirbelplatte und der Bandscheibe entwickelt (Fall 78).

Als Nebenbefund kann der Leser hier die Knochenverdickung an den Gelenkfortsätzen (2) erheben, die wie im Fall 71 durch eine Ossifikation der Weichteile bedingt ist.

Hier fallen 2 Zeichen auf: ein spezifisches und
ein charakteristisches:

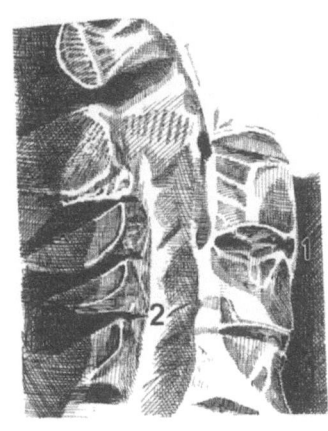

1. ein Syndesmophyt, eine brückenbildende, parallel zur kraniokaudalen Achse verlaufende Ossifikation zwischen 2 Wirbelkörpern. Diese charakteristische Knochenbildung ist spezifisch für eine spondylarthritische Erkrankung. Die Spezifität ist dadurch bedingt, daß es verschiedene Krankheiten gibt, die zu dieser Gruppe gehören (Spondylarthritis, Psoriasis, Morbus Fiessinger-Leroy-Reiter).
2. Das charakteristische Zeichen einer duroligamentären Ossifikation, die auch zu den röntgenologisch feststellbaren Auswirkungen der Spondylitis gehört, aber nicht als spezifisch angesehen wird.

Hier sind 4 charakteristische Zeichen so hochspezifisch, daß man sie zusammen als pathognomonisch betrachtet:

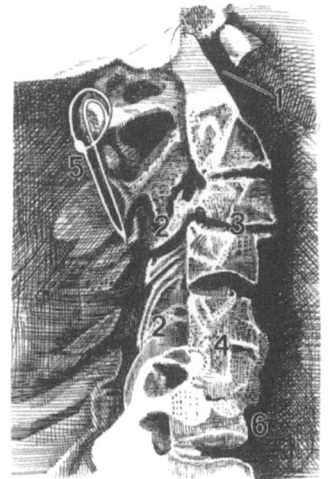

1. eine C1–C2-Dislokation durch Defizienz des Lig. transversum atlantis. Diese rheumatische Läsion wurde mit einer Cerclage stabilisiert (5);
2. Ulzeration, Erosion und Ankylose an den Wirbelgelenken, die zu einer Spondylolisthesis von C6 führen;
3. eine arthritische Spondylodiskitis, die dasselbe Bild wie eine bakterielle verursacht (s. Fälle 7–11) und auch zu stabilisierten Blockwirbeln führt (4).
4. Blockwirbel C5-C6-C7 als Zeugen des lokal ausgeklungenen arthritischen Prozesses nach Zerstörung der rezeptiven Gelenkstrukturen.

73

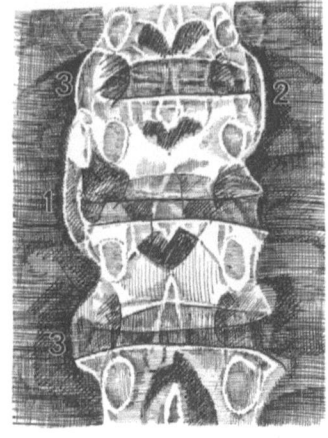

Hier ist es leicht, die Spondylarthritis zu erkennen, da man an verschiedenen Stellen die Syndesmophyten erkennt:
1. ein großer Syndesmophyt zwischen L1 und L2, parallel zur kraniokaudalen Achse der Wirbelsäule mit einer eigenen Differenzierung in Kortikalis und Spongiosa,
2. ein zweiter größerer Syndesmophyt verbindet D12 und L1,
3. weitere kleinere Ansätze von Syndesmophyten.

Hier handelt es sich um eine psoriatische Spondylarthritis. Das Röntgenbild ist nur für Spondylarthritis spezifisch und liefert keinerlei pathognomonische Information.

74

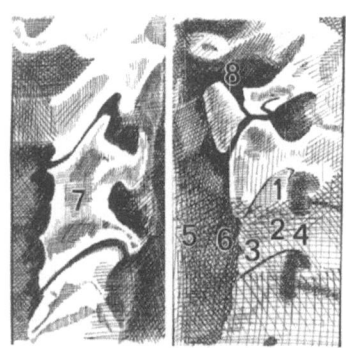

Das mit „N" (normal) markierte Bild soll für normale Strukturen des Wirbelbogens als Beispiel dienen und speziell auf folgende Elemente hinweisen:
1. oberer oder kranialer Gelenkfortsatz,
2. Isthmus und
3. unterer oder kaudaler Gelenkfortsatz.

Vorne erkennt man den Pedikel (4), hinten die Lamina (6) und den Dornfortsatz (5). Alle diese Strukturen sind gut bekannt, da sie schon in den Fällen 1–3 genau betrachtet wurden.

Die Gelenkfortsätze sind sehr wichtig und müssen insbesondere unter den 3 folgenden Gesichtspunkten sehr sorgfältig untersucht werden:

In der Traumatologie verursachen kleinere Frakturen sehr große funktionelle Ausfälle sowie Subluxationen und Luxationen (Fälle 111 u. 112).

In der Rheumatologie muß bei klinischen Hinweisen auf den Befall der HWS jedes Gelenk sorgfältig untersucht werden (Fälle 59, 72 u. 75).

Schließlich muß man auch fehlgebildete Gelenkfortsätze erkennen, denn sie stören die Gelenkdynamik und führen zu Arthrosen. In diesem Fall besteht eine Fehlbildung auf beiden Seiten. Auf der einen besteht eine Blockbildung von 2 Gelenkfortsätzen (7), ein Äquivalent zu den Blockwirbeln, die wir in den Fällen 15, 60 und 61 gezeigt haben. Auf der anderen Seite besteht eine Knochenspalte im Isthmus von C2 (8), ein Äquivalent zur Spondylolyse, die wir in den Fällen 55 und 56 vorgestellt haben.

Im vorhergehenden Fall 74 haben wir von den rheumatischen Lokalisationen an den kleinen Wirbelgelenken gesprochen. Diese Gelenke können einen verengten Spalt mit Randosteophyten wie z. B. beim Fall 59 am lumbosakralen Übergang zeigen. Es kann sich an diesen Gelenken auch, wie wir im Fall 72 gesehen haben, eine Knochenresorption mit Osteolyse, Erosion und Ulzeration entwickeln. In diesem Fall besteht eine monovertebrale, einseitige Lokalisation bei psoriatischer Spondylarthritis. Der Gelenkraum C2–C3 ist stark verengt (1). Der subchondrale Knochen ist beiderseits verändert (2) und man erkennt einen großen osteolytischen Herd (3) mit osteophytischen Sporen (4) am hinteren Rand der Gelenkfortsätze von C2 und C3.

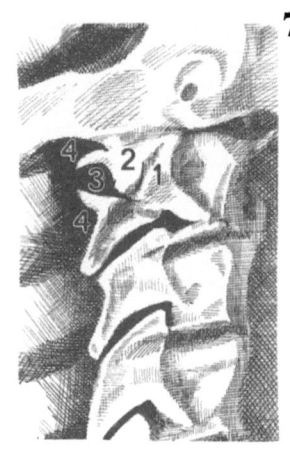

Nach den Fällen 70, 71 und 73 kann der Leser hier auch auf einen Syndesmophyten, also auf eine entzündliche rheumatische Erkrankung der Wirbelsäule schließen.

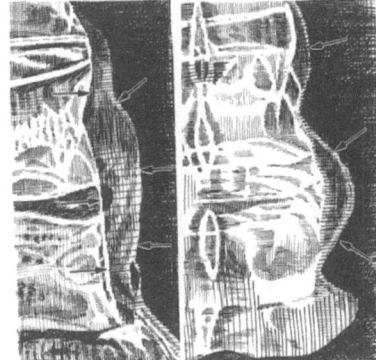

77 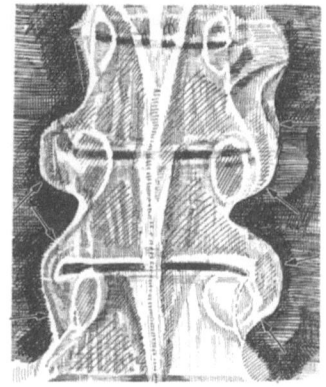 Hier sind dieselben Beobachtungen wie in den Fällen 70, 71, 73 und 76 zu machen. Es handelt sich um eine Spondylarthritis bei Fiessinger-Leroy-Reiter-Syndrom (okulouretrosynoviales Syndrom).

78 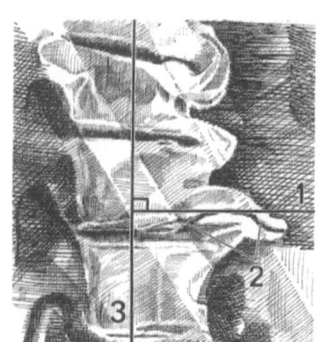 Hier muß der Leser den Unterschied zwischen diesem Osteophyten und den bereits gesehenen Syndesmophyten herausheben.
   Dieser „banale" Osteophyt hat 2 charakteristische Zeichen, die ihn von einem Syndesmophyten unterscheiden:
1. Er wächst in der Hauptachse der Bandscheibe und der Wirbelplatte, also senkrecht zur kraniokaudalen Achse der Wirbelsäule (3).
2. Er entsteht am Randwinkel des Wirbelkörpers und fusioniert nicht mit dem benachbarten Osteophyten. Es bleibt ein durch die Beweglichkeit der Wirbelsäule unterhaltener Spalt zwischen 2 Osteophyten bestehen.

Ein Osteophyt ist zwar charakteristisch aber für eine große Gruppe rheumatischer Erkrankungen nur wenig spezifisch. Nur mit vielen anderen Informationen anamnestischer, biologischer und klinischer Art kommt man zu spezifischen oder pathognomonischen Informationen, die zur Diagnose von degenerativen, traumatischen und diversen reaktiven Krankheiten führen.

Der Leser muß hier zögern, denn es handelt sich weder um einen Osteophyten noch um einen Syndesmophyten. Vier Punkte sind wichtig:

1. Es handelt sich um eine massive Ossifikation, die sich in den prävertebralen Weichteilen entwickelt.
2. Die stärkste Ossifikation liegt weit weg von der Bandscheibe ventral vor dem Wirbelkörper.
3. Einige der Verknöcherungen sind dreieckig und bestehen wie im Fall 82 aus Kortikalis und Spongiosa.
4. Zwei negative Informationen sind ebenfalls wichtig:
   – die Zwischenwirbelräume sind normal,
   – die Knochenstruktur der Wirbel ist normal.

Es handelt sich um einen Morbus Forestier-Rotes-Querol (vertebrale Hyperostose).

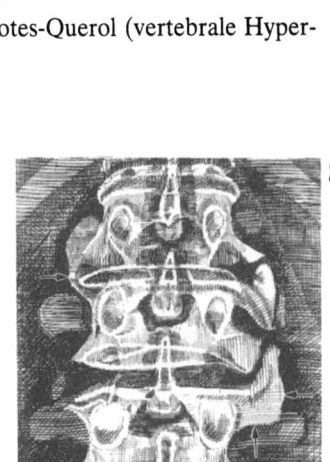

Hier liegt ein Syndesmophyt vor, wie man ihn nicht ganz typisch bei Psoriasis und beim Fiessinger-Leroy-Reiter-Syndrom sieht. Haben Sie ihn trotz der Unterschiede zum Fall 73 erkannt?

81 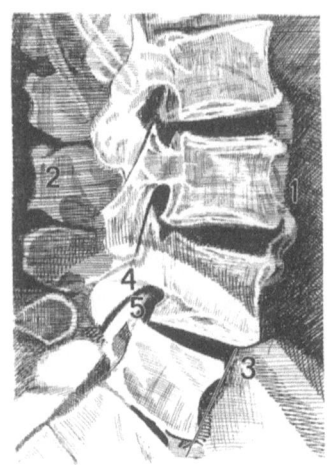 Hier sind 3 Zeichen zu identifizieren:
1. Eine ventrale präkorporale Ossifikation,
2. eine Hypertrophie der Dornfortsätze, die durch neue Knochenbildungen (Hyperostose), 4eckig werden,
3. eine Spondylolisthesis von L4 durch Knochenveränderungen an L4 und L5. Der Isthmus von L4 ist verlängert und verläuft „horizontal" in dorsoventraler Richtung (4). Es gibt keine Spalte wie im Fall 56, sondern nur eine rheumatische Verlängerung des Isthmus mit Arthrose an den Gelenkfortsätzen (5). Diese Variante von Spondylolisthesis ohne Spaltbildung wird auch als „Typus Junghanns" bezeichnet.

Hier handelt es sich um einen Morbus Forestier-Rotes-Querol (Hyperostose), der die beiden ersten Zeichen bedingt. Das an dritter Stelle erwähnte Zeichen wird durch die sekundäre Arthrose verursacht.

82 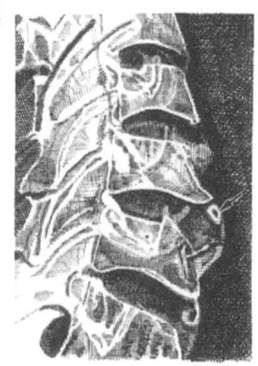 Hier ist wahrscheinlich alles klar: Osteophyt und Syndesmophyt können ausgeschlossen werden. Es handelt sich um eine 3eckige Ossifikation bei Morbus Forestier-Rotes-Querol (vertebrale Hyperostose) und es muß nach Diabetes und Gicht gefahndet werden.

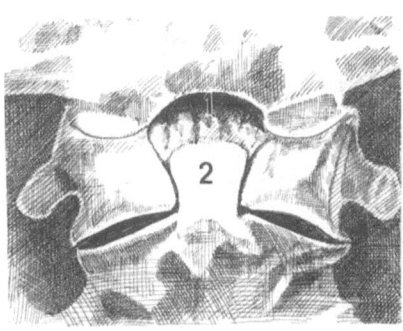 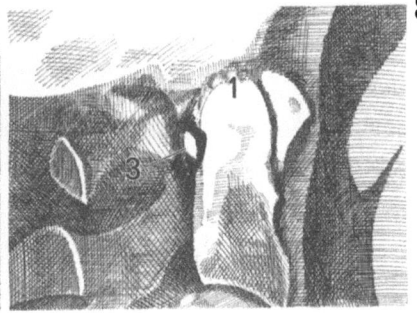

Diese charakteristischen Zeichen kommen oft bei vertebraler Hyperostose vor, sind aber unspezifisch. An der Spitze des Dens axis kommt es zur Insertionsossifikation, die man besonders gut durch die Frontalbilder darstellen kann (1). Die Densstruktur ist ebenfalls sehr dicht (2), und man erkennt außerdem noch eine Ossifikation des Lig. transversum atlantis (3). Man findet die Topographie dieses Ligaments im Schema von Fall 68.

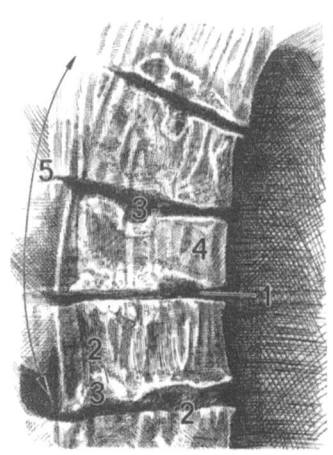 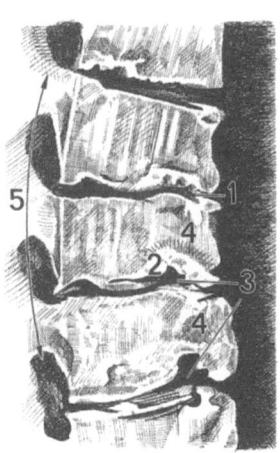

Bei diesen Fällen von Morbus Scheuermann findet man 5 charakteristische Zeichen, deren hohe Spezifität als pathognomonisch betrachtet werden kann:
1. Der Zwischenwirbelraum ist deutlich verengt.
2. Die Wirbelplatten haben sowohl kranial wie kaudal eine unregelmäßige Dichte und Breite, stellenweise fehlt die Kortikalis, oder sie ist nur undeutlich begrenzt. Sie ist jedenfalls unregelmäßig, unterbrochen und verläuft nicht gerade.
3. In den Wirbelplatten kommt es zu Einbuchtungen, sog. Schmorl-Knötchen oder intraspongiösen Hernien. Die Kortikalis folgt diesen Einbuchtungen mit allen unter 2. beschriebenen Unregelmäßigkeiten nach.
4. Die Wirbelkörper sind ziemlich flach und es besteht v. a. eine Höhenverminderung des ventralen Wirbelkörpers.

5. Die oligo- oder multivertebralen Veränderungen sind v. a. in der BWS (Hyperkyphose) lokalisiert.

Die 5 Zeichen sind zusammen mit dem üblichen klinischen Bild für Morbus Scheuermann als pathognomonisch anzusehen. Die Krankheit bekam viele Namen: Adoleszentenkyphose, Knorpelknötchenkrankheit, Epiphisitis vertebralis, Osteochondritis vertebralis. Jedoch ist die Bezeichnung „Morbus Scheuermann" am meisten verbreitet.

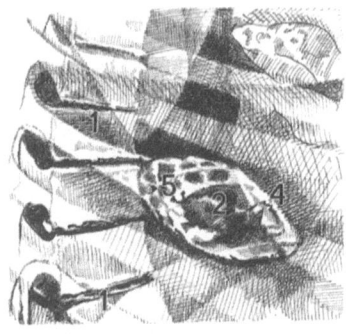
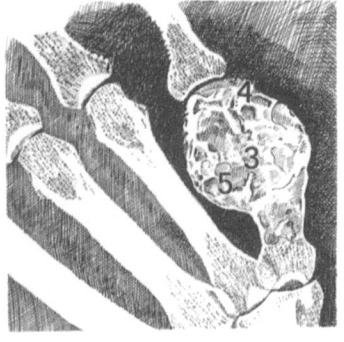

In diesem Fall liegen 2 spezifische Zeichen vor, die zusammengenommen pathognomonisch sind:

1. Undeutliche Wirbelplatten und Spongiosastruktur sind wie im Fall 94 für Osteomalazie spezifisch.
2. Zwei Tumoren an den Rippen (2) und der Hand (3) haben jeweils eine undeutliche Kortikalis (4) und weisen innen eine Aufgliederung mit ebenfalls undeutlich begrenzten und unregelmäßigen Knochenwänden auf. Beide sind braune Tumoren.

Diese beiden spezifischen Zeichen führen zur Diagnose eines Morbus Recklinghausen (primärer Hyperparathyreoidismus).

Obwohl es sich um eine sehr charakteristische Läsion handelt, kann sie lediglich als spezifisch angesehen werden, denn viele Krankheiten, die das Gelenk zwischen dem Dens axis und dem Lig. transversum atlantis befallen, können zu dieser Knochenulzeration führen. Letztere ist von Bedeutung (1), die Struktur des übrigen Dens axis ist unauffällig (2). Es ist zu einer kranialen Subluxation des Dens gekommen (3).

87

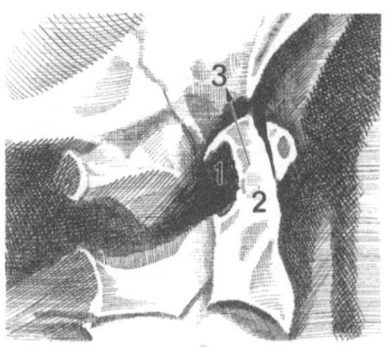

Zwei Gruppen von Erkrankungen können ein solches Bild aufweisen:

1. alle chronischen polyarthritischen Erkrankungen, in erster Linie die rheumatische Polyarthritis,
2. Infektionen in den oberen Atemwegen im Kindesalter: Pharyngitis, Tonsillitis, retropharyngeale Abszesse, usw. können zu septischer Arthritis mit dem klinischen Bild

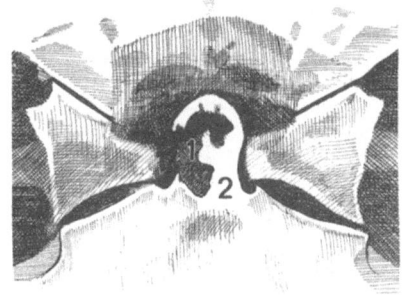

eines Grisel-Syndroms (Schmerzhafter Schiefhals mit Infektion) führen.

In der Klinik sind die beiden Erkrankungsgruppen schnell und einfach zu unterscheiden.

Es handelt sich im Fall 87 um eine rheumatische Polyarthritis bei einem Erwachsenen.

Dieses pathognomonische Bild weist 3 sehr charakteristische Zeichen auf:

88

1. Ein völlig freies (nicht verbundenes) Spitzenfragment des Dens axis, das vom übrigen Axiskörper durch einen Spalt getrennt ist, dessen Ränder weder gerade noch parallel sind.
2. Die Struktur des freien Fragments und des übrigen Axis ist normal und weist insbesondere an den Rändern der Knochenspalte eine regelmäßige Kortikalis (Dichte und Breite) auf.
3. Es besteht eine Hypertrophie des vorderen Atlasbogens.

Die 3 sehr charakteristischen Zeichen führen zur Diagnose eines Processus odontoideum mobile, einer unvollständigen Form konstitutioneller Densaplasie. Durch die große Instabilität am ersten Wirbel kommt es in diesen Fällen zu wiederholten Traumen der Medulla und zu einer zervikalen Myelopathie, die sich in der zweiten Lebenshälfte entwickelt.

89

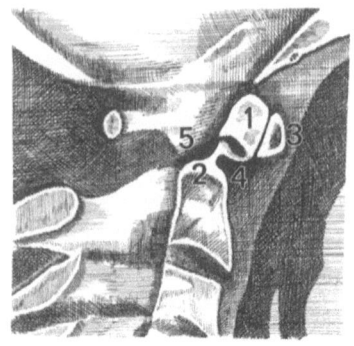

Dem Leser sollte hier auffallen, daß es sich nicht um einen Processus odontoideum mobile handelt. Er vergleicht nämlich die 3, beim Fall 88 angegebenen Zeichen mit diesem Bild:

1. Das freie Spitzenfragment ist noch mit dem Axis verbunden. Es weist eine verknöcherte Schlinge (4) auf, die sehr an ein ähnliches, im Fall 16 gezeigtes Bild erinnert. Diese Schlinge kann auch hier als posttraumatische Ligament- oder Periostossifikation angesehen werden.
2. Die Kortikalis des freien Fragments ist ziemlich regelmäßig, die des Epistropheusstumpfes dagegen verdickt und undeutlich.

Schließlich kann noch auf die starke ventrale Verschiebung des freien Fragments aufmerksam gemacht werden.

Im Gegensatz zur Abb. 88 ist Abb. 89 kein großer spezifischer Wert zuzuschreiben:
– Abb. 88 ist pathognomonisch, auch wenn es sehr oft im Rahmen eines Bagatelltraumas entdeckt wird,
– Abb. 89 ist die Folge eines alten nicht erkannten Densbruches, der aber, um eine pathognomonische Validität zu haben, unbedingt durch die Anamnese bestätigt werden muß.

90

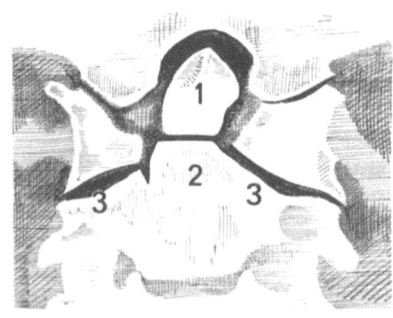

Hier sollte der Leser keine Schwierigkeit haben, den Processus odontoideum mobile zu erkennen (1). Die Asymmetrie des basalen, am Axiskörper angewachsenen Teils des Dens ist ein Hinweis auf eine konstitutionelle Anomalie (2). Die Asymmetrie betrifft auch die Gelenkplatten des Axiskörpers (3).

Dieser Processus odontoideum ist 3geteilt (Processus odontoideum tripartitus):

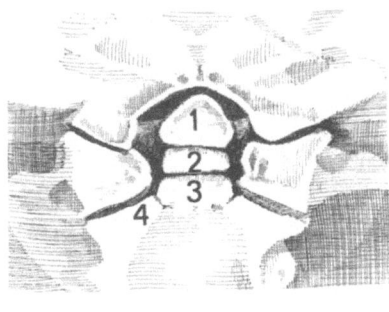

1. Der freie Apex entspricht dem apikalen Verknöcherungskern und wird auch Ossiculum Bergmann genannt;
2. der mittlere Teil entspricht dem Processus odontoideum mobile und
3. der basale Teil entsteht dadurch, daß sich die Scheibe C1–C2 hier nicht zurückgebildet hat und somit persistiert. Die Grenze der Basis des Processus odontoideum (der dem embryonalen Atlaskörper entspricht) ist auf dem Bilde sichtbar (4).

Hier ist die rechte Massa lateralis des Atlas zertrümmert (1). Der Leser soll hier eine möglicherweise vorhandene pathologische Fraktur (Metastase) berücksichtigen, für die die 3 folgenden Zeichen sprechen:

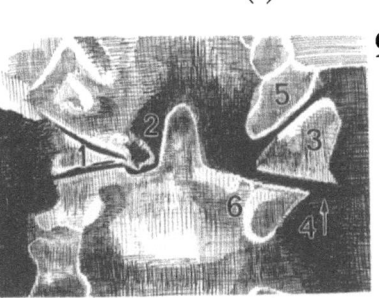

1. Die Struktur der zertrümmerten Massa lateralis ist sehr unregelmäßig;
2. ein paramediales, komplexes Fragment ist vorhanden und
3. die linke Massa lateralis ist sowohl in bezug auf den okzipitalen Kondylus (5) als auch auf den Axis (6) nach außen luxiert (4).

Dieser Fall soll die Schwierigkeiten aufzeigen, die auftreten, wenn das Bild mehrere verschiedene Erklärungen für eine einzige klinische Beschwerde, wie hier Rückenschmerzen zu liefern scheint. Dasselbe Bild gibt hier Hinweise auf 3 mögliche Ursachen:

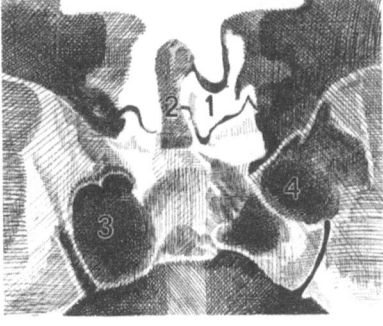

1. Eine stark ausgeprägte Arthrose an den Gelenkfortsätzen,
2. eine Laminektomie als therapeutische Maßnahme für eine konstitutionelle Stenose des Lumbalkanals und
3. 2 große Knochendefekte (3 und 4) im Sakrum, die auf einen infektiösen oder metastatischen Prozeß zurückzuführen sind.

Rückenschmerzen sind radiologisch schlecht zu diagnostizieren. In dem hier ausgeführten Fall kann jeder der 3 Faktoren ursächlich in Frage kommen.

94

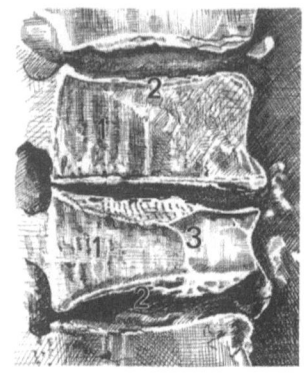

Hier führen 3 charakteristische Zeichen zur spezifischen Information:
1. Der Wirbelkörper hat eine erhöhte Strahlendurchlässigkeit,
2. die Kortikalis der Wirbelplatten ist unregelmäßig, undeutlich sowie stellenweise unterbrochen und
3. die kraniale Wirbelplatte ist sowohl im mittleren als auch im vorderen Abschnitt des Wirbels eingedrückt.

Es handelt sich um eine Osteomalazie, deren Röntgenzeichen am Fingerskelett wohlbekannt sind. Im Fall 86 liegen außer der strukturellen Anomalie der Osteomalazie noch braune Tumoren vor, so daß die Information pathognomonisch wird.

95

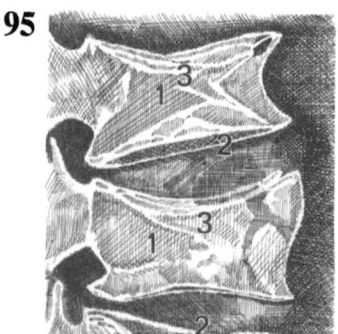

Wie im Fall 94, gibt es hier 3 Zeichen, die jedoch viel spezifischer sind wie die im Fall 84. Dieser Unterschied erklärt sich aus der Zuverlässigkeit des Zeichens „Kortikalis", die für Osteoporose (Fall 95) viel höher ist als für Osteomalazie (Fall 94). Siehe auch Fall 98.
1. Der Wirbelkörper hat eine erhöhte Strahlendurchlässigkeit;
2. die Kortikalis der Wirbelplatten ist sehr dünn aber deutlich und nicht unterbrochen;
3. die kraniale Wirbelplatte ist im mittleren Abschnitt eingedrückt.

Diese 3 Zeichen sind für Osteoporose spezifisch. Die Ätiologie ist unterschiedlich: klimatische, senile, kortikosurrenale und kortisonbedingte Einflüsse, Mangelzustände, Morbus Lobstein usw.

Dieses charakteristische Zeichen, auch Sandwichwirbel genannt, ist spezifisch für eine auf die Wirbelplatten beschränkte Verknöcherungsstörung. Sind die 3 Verknöcherungszonen sehr deutlich begrenzt, so ist das Zeichen für eine spät eingetretene Osteopetrose sogar pathognomonisch. In diesen Fällen ist der mittlere Abschnitt des Wirbelkörpers zuerst normal entwickelt, und die Osteopetrose tritt dann später

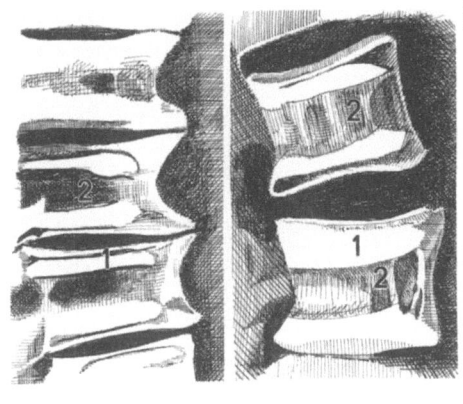

96

auf, um die letzten Phasen der Verknöcherung zu gestalten. Bei früher Osteopetrose oder bei Piknodysostose weist der ganze Wirbelkörper eine verdichtete Struktur auf.

Es gibt dem deutlichen Sandwichwirbel ähnliche Bilder, bei denen die Grenzen zwischen den 3 Ossifikationszonen sehr unregelmäßig und undeutlich sind wie z. B. bei Fluorose, Osteomalazie (Hyperparathyeoidismus) und Kretinismus (s. auch Fall 97).

Die Kommentare zu Fall 96 ermöglichen es dem Leser hier ohne weiteres auf eine spät eingetretene Osteopetrose zu schließen. Die verdichteten Knochenstrukturen liegen bei den Wirbelplatten (1) und auch, obwohl weniger betont, an der Kortikalis der Wirbelbögen.

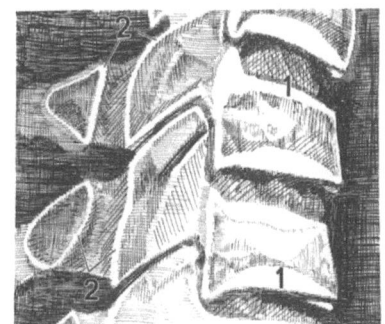

97

Wie im Fall 95 schließt man ohne weiteres auf das spezifische Bild einer Osteoporose (hier Morbus Lobstein).

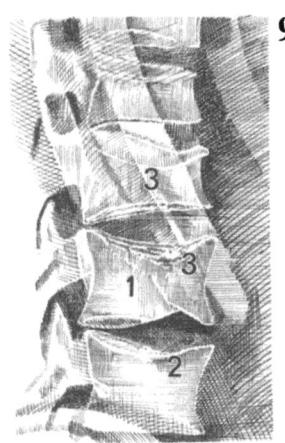

98

99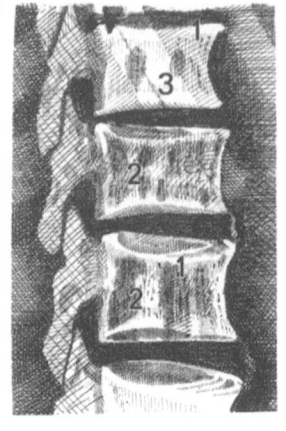

In diesem unspezifischen Bild hat der Leser die Zeichen einer unregelmäßigen Verdichtung von Kortikalis und Spongiosa festgehalten. Verschiedene hypothetische Diagnosen werden in solchen Fällen gestellt: Osteopetrose, Osteomyelosklerose, Osteosklerose usw. Es handelt sich hier um eine Fluorose, die folgende Anomalien erzeugt:
1. verdickte und verdichtete Kortikalis sowie
2. verdickte und verdichtete Spongiosabälkchen.

In weiter fortgeschrittenen Fällen kommt es wegen des Zusammentreffens von 1. und 2. zu sehr dichten Osteopetrosen sowohl in Form von Knoten (3), als auch von elfenbeinähnlichen Wirbeln.

Um zur Diagnose „Fluorose" zu gelangen, werden noch 3 weitere Informationen benötigt:
a) eine beruflich bedingte oder hydrotellurische Vergiftung,
b) symmetrische Lokalisationen am Skelett und
c) eine Ossifikation der Membrana interossea radioulnaris.

100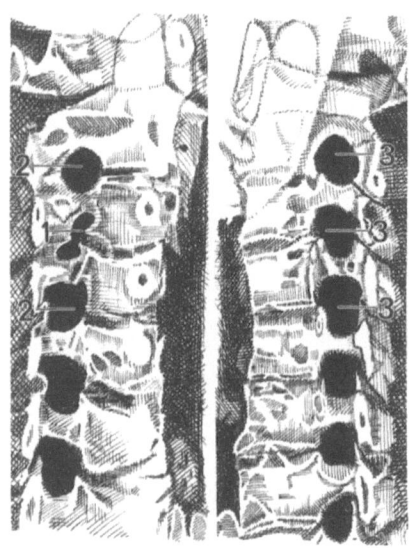

Das linke Foramen intervertebrale C3–C4 (1) ist mindestens um die Hälfte verkleinert; im Vergleich mit den homolateralen (2) und kontralateralen (3) Foramina ist diese Verkleinerung deutlich erkennbar. Man findet keine rheumatischen Röntgenzeichen. Es handelt sich also um eine idiopathische konstitutionelle Stenose, ein charakteristisches Bild, das man auf Schichtaufnahmen wiederfindet. Diese Stenosen der Foramina intervertebralia sind für migräneartige Kopfschmerzen verantwortlich.

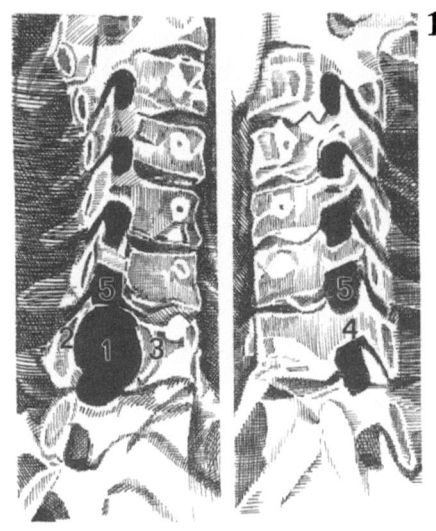

101

Dieses Bild ist nur wenig spezifisch. Die regelmäßige Vergrößerung (1) mit abgerundeten und leicht verdichteten Rändern (2) des Foramen intervertebrale C7–D1 ist charakteristisch und ähnelt der eines Neurinoms im Fall 27. Der Scalloping-Prozeß (3) ist auf den Pedikel (4) übergegangen und hat so das Foramen C7–D1 (1) mit dem Foramen C6–C7 (5) in Verbindung gebracht. Die Spezifität des Bildes liegt darin, daß es sich um eine Expansion einer intrakanalären Struktur des Foramen intervertebrale wie z.B. der Wurzel (Neurinom), embryonaler Reste (Dermoid), fibrösen Gewebes (Fibrom), der Arterien (Aneurysma) oder der Arachnoidea (Zyste) handelt.

Es handelt sich in den meisten Fällen um ein Neurinom.

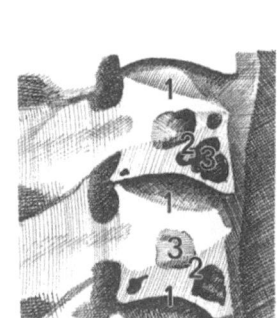

102

Diese nicht selten vorkommende aber trotzdem nicht sehr bekannte Krankheit wird als „axiale Osteomalazie" bezeichnet. Der Leser muß v. a. die Osteomalazie erkennen:

1. Undeutliche, unregelmäßige und stellenweise unterbrochene Kortikalis,
2. undeutliche, desorganisierte Spongiosastruktur und
3. pseudozystische Bilder infolge der ungeordneten Spongiosabälkchen.

Dieser charakteristische Bildkomplex ist spezifisch für Osteomalazie, d.h., daß man ihn bei allen Varianten der Osteomalazie findet. Hier handelt es sich um eine kongenitale Knochenstruktur, die axial genannt wird, weil sie ausschließlich am axialen Skelett, also nicht am Schädel oder den Extremitäten vorkommt. In diesem Fall kann folgende Beziehung aufgestellt werden:

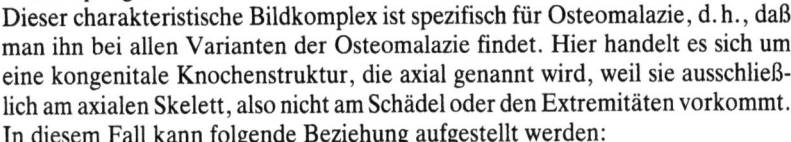

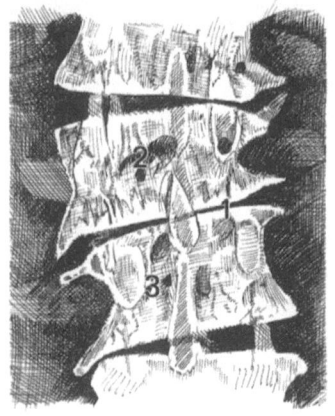

Dem Leser fällt es jetzt sehr leicht, hier die Osteomalazie zu erkennen:
1. Undeutliche, unregelmäßige und unterbrochene Kortikalis,
2. undeutliche, desorganisierte Spongiosastruktur und
3. Pseudozysten durch eine ungeordnete Spongiosastruktur.

In diesem Fall handelt es sich um eine Fibrogenesis imperfecta, eine ebenfalls kongenitale Osteomalazie, die aber das ganze Skelett befällt und Knochenschmerzen erzeugt.

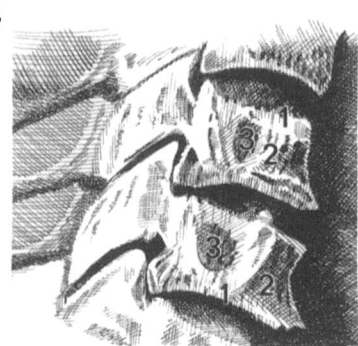

Bei diesem Fall von Fibrogenesis imperfecta sollte ein Kommentar überflüssig sein (s. Fall 103).

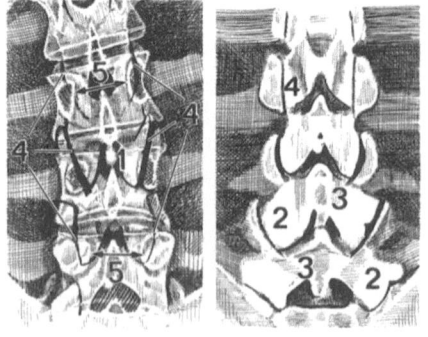

Dieser Fall einer konstitutionellen Stenose des Lumbalkanals (eine konventionelle Aufnahme links, Schichtaufnahme rechts), die zu neurogener Claudicatio führt, weist folgende charakteristische Zeichen auf:
1. Verkleinerter Zwischenwirbelbogenraum,
2. vergrößerte Gelenkfortsätze,
3. vergrößerte Laminae,
4. zu viele, infolge ihrer veränderten, sagittalen Stellung und der axialen Röntgenprojektion dargestellte Wirbelgelenke und

5. kraniokaudal konvergierende Pedikel. Im Normalfall divergieren die Pedikel, d. h. der interpedikuläre Abstand nimmt von L1–L5 zu. Bei Lumbalstenose nimmt er ab. Selbstverständlich gibt es monovertebrale, oligovertebrale, multiple oder diffuse Stenosen.

Obwohl große Schwankungen physiologischerweise vorkommen, geben wir in Tabelle 2 die Normalwerte der interpedikulären Distanz beim Erwachsenen an.

Normaler interpedikulärer Abstand der Lendenwirbel des Erwachsenen (korrigierte Werte)

L1 = 17–19 mm   L4 = 18–20 mm
L2 = 18–20 mm   L5 = 20–23 mm
L3 = 17–20 mm

Selbstverständlich müssen reduzierte Werte mit den o. g. pathomorphologischen Veränderungen vergesellschaftet sein.

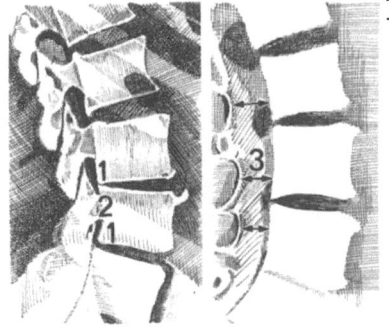

106

In diesem Fall von konstitutioneller Stenose des Lumbalkanals, zeigen wir links ein konventionelles Seitenbild, in der Mitte die Schichtaufnahme im paramedialen Bereich der Gelenkfortsätze, und rechts die der sagittalen Medianebene.

Folgende Zeichen sind zu notieren:
1. Die Foramina intervertebralia sind eng (L1–L2) oder sehr eng (L2–L3, L3–L4, L4–L5 und L5–S1) (vgl. Fälle 2, 39, 51 usw.). Die Anomalie ist am besten auf der paramedialen Schichtaufnahme sichtbar (Bildmitte).
2. Die Pedikel sind kurz (L2, L3) oder sehr kurz (L4, L5) (vgl. Fälle 2, 39, 51 usw.).
3. Der a.-p.-Durchmesser des Lumbalkanals ist verkleinert.

Normaler a.-p.-Durchmesser der Lendenwirbel beim Erwachsenen (korrigierte Werte)

L1 = 12–16 mm   L4 = 11–14 mm
L2 = 12–14 mm   L5 = 12–14 mm
L3 = 12–15 mm

Auch hier müssen bei pathologisch reduziertem Durchmesser auch pathomorphologische Zeichen bestehen.

107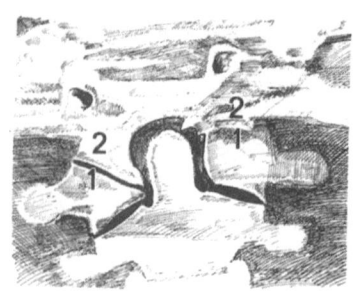

Hier sollten 2 Zeichen auffallen:
1. Der linke atlanto-occipitale Gelenkspalt ist nicht sichtbar.
2. Der linke Kondylus ist stark verkleinert (zertrümmert).

Es handelt sich um eine traumatische Läsion des Gelenkes.

108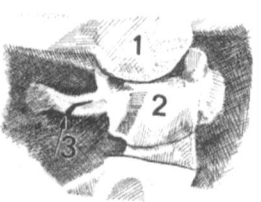

Diese Schichtaufnahme zieht durch den Kondylus (1) und die Massa lateralis des Atlas (2). Der Pfeil gibt eine Frakturlinie des hinteren Atlasbogens an (3).

109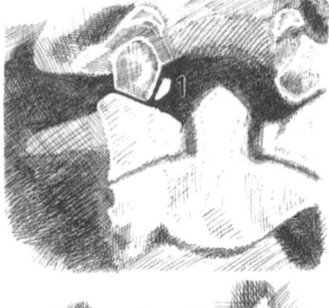

110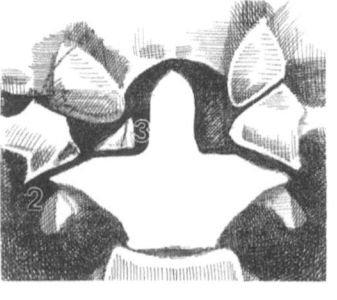

Beide Bilder zeigen einen traumatischen Knochenabriß, im Fall 109 am medialen Rand des rechten Kondylus (1) ohne Luxation und im Fall 110 von der rechten Massa lateralis atlantis mit einer C1–C2-Luxation, die man an der Verschiebung am lateralen Rand dieser Wirbel erkennt (2). Die vorliegende Fraktur am Atlas kann jedoch nicht alleine für die Luxation verantwortlich sein. Es muß noch eine weitere Fraktur am Atlas bestehen.

Es handelt sich hier um eine ausgeprägte Luxation des 5. Halswirbels (1). Das Röntgenbild ist spezifisch für eine Fraktur am Wirbelbogen, die meistens wie hier am oberen Gelenkfortsatz des darunterliegenden Wirbels lokalisiert ist (2). Obwohl die Fraktur hier im konventionellen Röntgenbild erscheint, ist es ratsam, eine Schichtaufnahme anzufertigen. Nach einigen Tagen kam es zur Entkalkung des freien Fragments (3) und zu einer zunehmenden Instabilität.

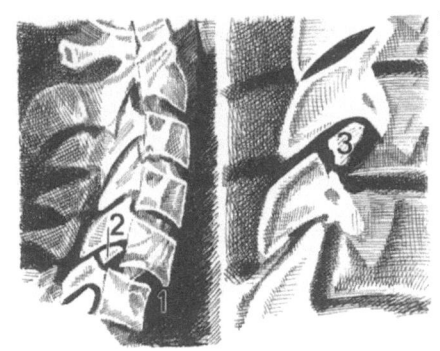

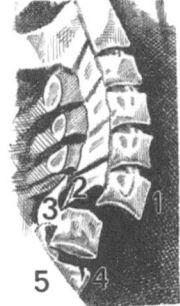

Links stellt man ohne weiteres die Diagnose einer Luxation von C6 (1) aufgrund der ausgerenkten Gelenkfortsätze. In der Tat sieht man genau, wie die kaudalen Gelenkfortsätze von C6 (2) vor den kranialen von C7 liegen (3). Diese Luxation konnte reponiert werden (Bildmitte). Es besteht jedoch noch eine kleine Fraktur von D1 (4), die durch ihre Bedeutung sehr wichtig ist und zu weiteren therapeutischen Maßnahmen führen muß. Diese kleine Fraktur ist Beweis für einen Tear-drop-Mechanismus wie im Fall 115. Es besteht in diesen Fällen eine Bandscheibenfraktur, die hier nicht sichtbar ist (5).

113

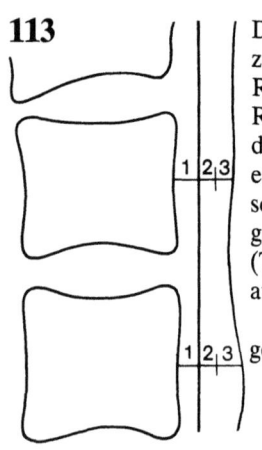

Der linke Teil ist ein normales (N) Referenzbild. Ein Pfeil zeigt eine lineare Aufhellung, die dem retropharyngealen Raum entspricht. Im Schema wird der normale Sitz dieses Raums zwischen dem dorsalen und dem mittleren Drittel der prävertebralen Weichteile angegeben. Dieser Raum erscheint wegen seines Fettgehalts als eine röntgenographische Aufhellung. Der rechte Bildteil zeigt das von Minnigerode beschriebene Zeichen des infolge von Verletzungen (Trauma, Endoskopie) der oberen Luftwege durch Luft aufgetriebenen, retropharyngealen Raums.

Prävertebrale Hämatome verlagern den retropharyngealen Raum nach vorne (Fall 117).

114

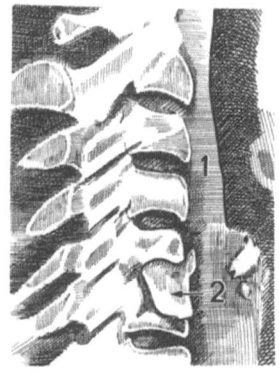

Die 2 deutlichen Zeichen sind postoperativen Ursprungs:

1. Die verdickten prävertebralen Weichteile (Hämatom) und
2. die Arthrodese C5–C6.

Dieses charakteristische Bild ist hochspezifisch und sogar pathognomonisch. Es handelt sich um das Resultat einer Hyperflexion, die durch einen Pinzettenmechanismus den Wirbelkörper traumatisiert. Diese „tear-drop-fracture" hat hier den Wirbelkörper in 2 Teile, einen ventralen (1) und einen dorsalen (2), noch einmal senkrecht frakturierten gespalten. Die kaudale Bandscheibe ist stark beschädigt (3) und das dorsale Wirbelkörperfragment extrem dorsal, also kanalwärts verlagert, so daß der a.-p.-Durchmesser des Wirbelkanals hier stark vermindert ist (4).

Diese Frakturen können viel weniger ausgeprägt sein (Fall 112).

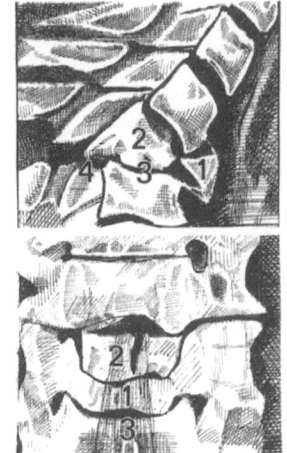

Dem Leser fällt es jetzt leicht, die Zeichen der „tear-drop-fracture" zu erkennen:
1. Hyperflexionsfraktur mit ventralem Fragment des Wirbelkörpers,
2. Retrolisthesis des dorsalen Fragments,
3. Schädigung der Bandscheibe C3–C4,
4. prävertebrales Hämatom und
5. chirurgisches Fixierungsmaterial.

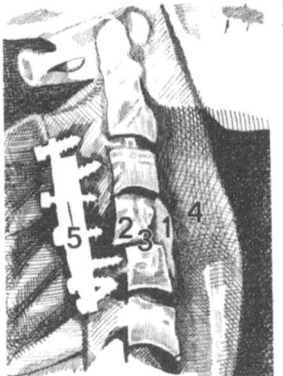

Ein sehr großes prävertebrales Hämatom verlagert den retropharyngealen Raum ventralwärts (1). Es handelt sich um eine Epiphysiolyse des Dens axis, also um einen traumatischen Abriß der Verwachsungszone zwischen Dens und Axiskörper (2). Kopf, Atlas und Dens bleiben solidär und sind nach ventral verschoben, der Axiskörper bleibt mit der übrigen Wirbelsäule in Normalstellung (4). Man kann sich die möglichen Medullaschädigungen vorstellen.

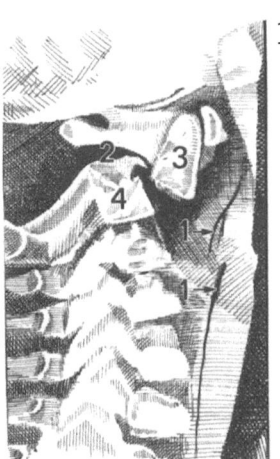

118

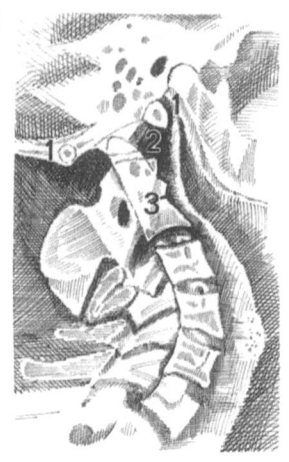

Dieses pathognomonische Bild einer Okzipitalisation des Atlas ist leicht zu erkennen. Sowohl der vordere wie der hintere Atlasbogen (1) ist mit dem Hinterhauptbein verknöchert. Bei einer solchen Fehlbildung kommt es logischerweise auch zu einer Hypo- oder Aplasie des Lig. transversum atlantis, die die Dislokation zwischen Dens und vorderem Atlasbogen bedingt (2). Außer der Okzipitalisation besteht hier sowohl korporal als auch arkal ein Blockwirbel C2–C3 (3).

119

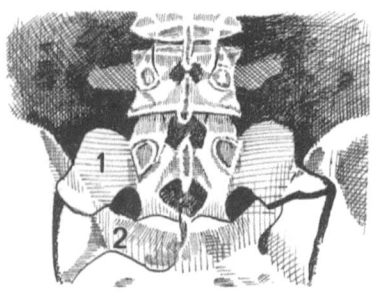

Die Querfortsätze von L5 sind hypertrophisch (1) und artikulieren mit dem Sakrum (2). Man spricht von partieller Sakralisation von L5.

120

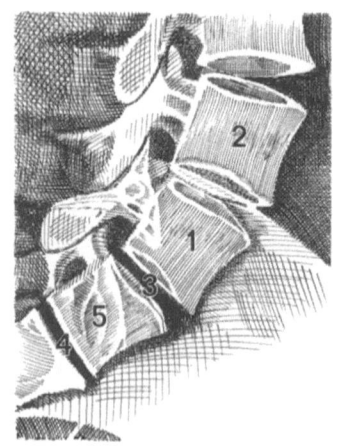

L5 ist normal (1). Die Becken-Schaufeln geben das Niveau zwischen L4 (2) und L5 (1) an. Die Bandscheibe unter der zwischen L5–S1 (3) kann damit als überzählige S1–S2-Bandscheibe bezeichnet werden. Der erste Sakralwirbel (S1) ist eigenständig wie ein Lendenwirbel (5). Man spricht von Lumbalisation.

Bei Betrachtung von Abb. 56 hat der Leser das Schema eines Halbwirbels oder Schmetterlingswirbels gesehen. Hier hat er also – so hofft der Autor – den Schmetterlingswirbel im Röntgenbild erkannt. Der Wirbelbogen ist normal entwickelt. Dornfortsatz (1) und Bogenwurzel (2) sind normal. Nur die beiden Halbwirbelkörper sind nicht zusammengewachsen (3).

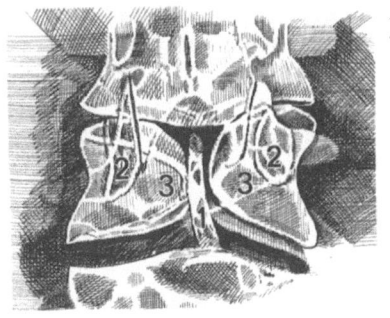

Hier werden 3 für eine postnatale Entwicklungsstörung schwachspezifische Zeichen registriert:

1. Korporale Dysmorphie,
2. schwache Entwicklung der Pedikel (Bogenwurzeln) und
3. verdickte und verdichtete Kortikalis.

Es ist unmöglich in diesem Bilde das Krankheitsbild zu erkennen: Es handelt sich um Kretinismus.

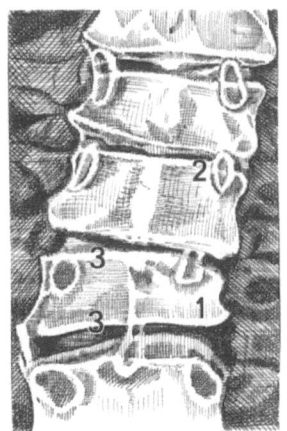

Da wir uns dem Ende der Übungen nähern, sollte der Fall 123 leicht zu lösen sein:

1. Betonte Spongiosastruktur und
2. Splenomegalie.

Bei Fall 6 wurde alles über diese kongenitalen, familiären Thalassämien gesagt.

Dieser Fall gibt uns die Gelegenheit, 2 weitere Regeln zur Erstellung der Zuverlässigkeitsstufen niederzuschreiben. In der Tat haben die Fälle 6 und 123 dasselbe Charakteristikum (Zeichen). Im Fall 6 ist es wenig ausgeprägt, so daß es kaum erkennbar ist. Unter diesen Bedingungen, kann es auch nicht spezifisch sein. Im Fall 123 ist das Zeichen so eindrucksvoll, daß es zur Spezifität, d. h. zu einem Zeichen aufgewertet wird, das eine

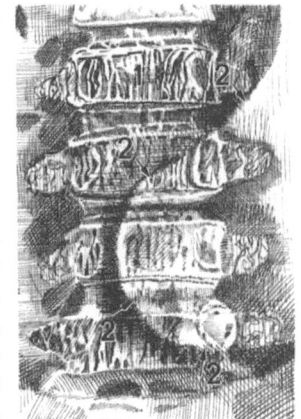

Krankheitsgruppe angibt (Thalassämien). Man kann demnach folgende Gleichung schreiben:

charakteristisch + + + = möglicherweise spezifisch

Andererseits lehrt uns der Fall 123, daß das Knochenbild auch Anomalien der Weichteile aufweisen kann, die zur Aufwertung der Knochenzeichen beitragen:

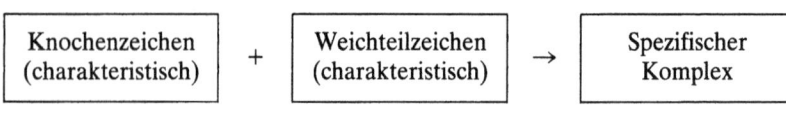

124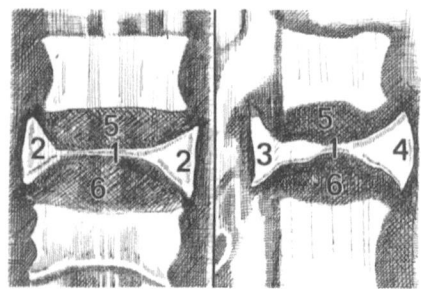

Konventionelle Nativbilder und Schichtaufnahmen führen zur pathomorphologischen Diagnostik von Vertebra plana (Morbus Calvé). Der Wirbelkörper ist im mittleren Teil zertrümmert (1), so daß der seitliche Wirbelrand nach lateral (2), der hintere Rand nach dorsal (3) und der vordere Rand ventral (4) bei sehr deutlicher Vergrößerung des Zwischenwirbelraumes (Bandscheibenraum) sowohl nach kranial (5) als auch nach kaudal (6) verdrängt ist.

Normale Knochenstruktur, normale Kortikalis, normale Weichteile, monovertebrale Lokalisation und jugendliches Alter des Patienten führen zur Verdachtsdiagnose „eosinophiles Granulom".

125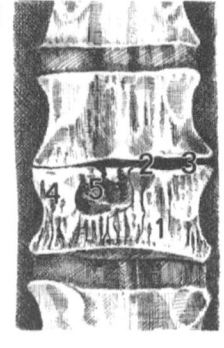

Dieser letzte Fall ist schwierig. Er soll die 3 Niveaus des Charakteristischen, Spezifischen und Pathognomonischen illustrieren. Wir wollen selbstverständlich nicht soweit gehen wie Roger Martin du Gard, der seinen Arzt sagen läßt, er würde die Untersuchung des Patienten mit einem Röntgenbild beginnen (s. Zitat am Beginn des Buches). Die klinischen Daten, Anamnese usw., sind unentbehrlich, nützlich, kostbar und wichtig, manchmal freilich auch irreführend.

Während dem mehr oder weniger kohärenten Austausch zwischen Radiologen und Nichtradiologen bleibt das Röntgenbild mit seinem Zeichenschatz ruhig, realistisch und kohärent. Das Bild hat immer recht, wenn dann auch Ärzte, Radiologen und ihre so populären Konfrontationen unrecht haben. Deshalb müssen wir uns an das Bild halten, seine Sprache immer besser lernen und sein Vertrauensniveau erkennen, das Charakteristische, das Spezifische und das Pathognomonische.

Anamnese: Schmerzen in der LWS nach einer stärkeren körperlichen Belastung (Anheben).

Die Bilder enthalten 2 spezifische Zeichen:
1. Einen Gitterwirbel (monovertebrale Lokalisation, die für ein Knochenangiom spricht),
2. eine Spondylodiscitis mit Kortikalisveränderung, eine verminderte Zwischenwirbelraumhöhe (3), eine veränderte Spongiosastruktur (4) und paradiskale lytische Herde (5).

Das Bild liefert die richtigen Informationen: Es handelt sich um ein durch Morbus Pott kompliziertes Knochenangiom.

In der Tabelle wird dieser Fall durch das System der Vertrauensstufen dargestellt.

	A. Gitterwirbel	B. Spondylodiskitis
Charakteristisch (1. Niveau)	+	+
Spezifisch (2. Niveau)	+	+
Pathognomonisch (3. Niveau)	± (Angiom)	± (Morbus Pott)

Warum sollte man nun A und B vereinigen? Die Zeichen von A und B dürfen nicht vermischt werden, da A + B nicht mehr spezifisch ist, während sowohl A als auch B ihre eigene Spezifität haben. Die Operation A + B würde die Gesamtinformation vermindern.

Die falsche Handhabung des Röntgenbilds dieses Falles besteht also darin, A und B zusammen zur Erstellung verschiedener Hypothesen zu verwenden.

Die richtige Handhabung des Röntgenbilds besteht hier darin, den Zeichen A und B, jeweils zuerst sein maximales Informationsniveau zu verschaffen und es auf keinen Fall zu vermindern. Auf diese Weise kommt der Leser ohne weiteres zur Diagnose „Angiom mit Morbus Pott".

Anamnese und klinische Daten ergänzen dann die Gesamtinformation (Klinik, Radiologie, Biologie).

Sachverzeichnis

A
Achondroplasie 140
Adoleszentenkyphose 156
Aneurysma 163
Aneurysmatische Zyste 120
Angiom 123, 173
Anisokorie 133, 134, 145
Artefakt 117
Arthrodese 115, 168
Astrozytom 144
Atlantisation 122
Atlasbogen 122

B
Bälkchen-Hypertrophie 105
Basiläre Impression 146
Bergmann 159
Blinder Wirbel 130
Blockwirbel 108, 121, 136, 139, 140, 149, 170
Bogenstück 103
Brauner Tumor 156, 160
Bruzellose 109
Bürstenschädel 105

C
Cerclage 115, 149
Chamberlain-Linie 146
Charakteristisch 2, 107
Cheirolumbale Dysostose 140
Chondrodysplasie 140
Chorda dorsalis 136
Claudicatio (neurogene) 137, 140, 164
Cooley-Anämie 105, 171

D
Densaplasie 157
Densfraktur 169
Dermoid 163
Diabetes 154
Diskarthrose 114
Diskushernie 114
Dissektomie 110
Dolicho-odontoideum 146

Dornfortsatz 102, 116, 120
Dysostose 112, 147
– cheirolumbale 140
Dysplasie 112, 119, 140
Dysplasie (fibröse) 119, 147

E
Einäugiger Wirbel 130
Eingerahmter Prozessus 128
Elfenbeinwirbel 126, 127, 132
Eosinophiles Granulom 172
Ependymom 144
Erweiterung
– zervikal 139, 143, 147
Extensionstrauma 113

F
Fibrogenesis imperfecta 164
Fibrom 163
Fibröse Dysplasie 147
Flexionstrauma 111, 169
Fluorose 161, 162
Foramen intervertebrale 102, 121, 137, 148, 162, 163
Fragment 111, 158, 169
Fraktur 111, 134, 158, 166, 167

G
Gelenkfortsätze 102
Gelenkraum 110
Geschwülste (braune) 120
„Gesetz der Wirbelblöcke" 112, 140
Gicht 154
Gitterwirbel 173
Granulom (eosinophiles) 172
Grisel-syndrom 157

H
Hahn-Kanal 104, 108
Halbwirbel 135, 136, 171
Hämatom (prävertebral) 168, 169
Hernie
– intraspongiöse 115, 137, 155
– verkalkte 114, 115, 118
Hundekopf 103

Hundekopf mit Halsband   103, 135
Hydromyelie   139, 144
Hyperextensionstrauma   113
Hyperflexion   169
Hyperkyphose   156
Hypernephrom   133
Hyperostose (vertebrale)   153, 155
Hyperparathyreoidismus   156

I
Isthmus   102, 103

J
Junghanns   154

K
Kanal   139, 165
Keilwirbel   136
Kerbe   104
Kernverkalkung   118
Knochenangiom   173
Knochenbruch   111
Knochenfragment   111
Kompression   147
Konvexobasie   146
Kretinismus   161, 171
Kyphose   107, 108, 156

L
Lachapèle   103, 135
Laminae   103, 142
– Hypoplasie   141, 142
Laminektomie   159
Lannelongue   108
Ligamentschädigung   113, 147
Ligamentum transversum   147, 155, 170
Ligamentverkalkung   113
Lipom   146
Lücken   108
Lumbalisation   122, 170
Lumbalstenose   137, 138
Luxation   107, 133, 167
Lymphom   126

M
Mach   117
Maltafieber   106, 108, 109
Mangelzustand   160
Medullakompression   119, 143, 147, 158
Meningiom   116
Meningozele   148
Messungen
– lumbal   165
– zervikal   139

Metastase   109, 119, 126, 129, 130, 133, 159
Minnigerode   168
Morbus Bang   109
Morbus Bourneville   126
Morbus Calvé   172
Morbus Fiessinger-Leroy-Reiter   149, 152, 153
Morbus Forestier-Rotes-Querol   153, 154
Morbus Kahler   119, 125
Morbus Lobstein   160, 161
Morbus Paget   126, 127, 128, 129, 147
Morbus Pott   106, 108, 173
Morbus Recklinghausen   156
Morbus Scheuermann   104, 115, 155
Multiple Myelome   119, 125
Myelopathie (zervikale)   141, 158

N
Nebenschilddrüsenadenom   119
Neurinom   121, 163

O
Oculo-uretro-synoviales Syndrom   152
Odontoideum mobile   157, 158
Odontoideum tripartitus   159
Okzipitalisation   122, 170
Ossiculum Bergmann   159
Ossifikation (Weichteile)   148, 149, 153
Osteochondrose   117
Osteoklasie   125
Osteolyse   108
Osteom   116
Osteomalazie   125, 160
– axiale   163
Osteomyelosklerose   162
Osteopetrose   161
Osteophyte   114, 151, 152
Osteophytose   138
Osteoporose   104, 119, 125, 160, 161

P
Paraplegie   116
Pathognomonisch   2, 107
Pedikel   102, 103, 130
– Aplasie   134
– Asymmetrie   136, 145
– Hypertrophie   145
– Hypoplasie   134
– Kürze   137, 138, 165
– Scalloping   144, 145
– Verlängerte   146
Pedikelabstand   144, 145

Piknodysostose 161
Pinzettenmechanismus 143, 169
Platybasie 146
Polyarthritis (rheumatische) 157
Psammom 116
Psoriasis 149, 153

Q
Querfortsätze 102, 103, 170

R
Rahmenwirbel 128
Retroflexion 143
Retrolisthesis 143, 169
Rückenmarkkompression 119, 143

S
Sakralisation 122, 170
Sakrum 148
Sandwichwirbel 161
Sarkoidose 126
Scalloping 116, 143
Scheibenbruch 111
Scheibenläsion 115
Scheibenraum 102
Schiefhals 157
Schlinge 158
Schmetterlingswirbel 135, 171
Schmorl 115, 155
Schnabel 114
Schrägaufnahme 103
Sichelzellanämie 105
Sklerose
 – tuberöse 126
Spezifisch 2, 107
Spina bifida 136
Spondylarthritis 149, 150, 152
Spondylodiscitis 106, 107, 108, 109, 110, 121
Spondylolisthesis 135, 154
Spondylolyse 134, 135
Staphylokokkeninfekte 106
Stenose
 – funktionelle 143
 – lumbal 137, 138, 164
 – zervikal 140, 141, 143

Streifenwirbel 123
Syndesmophyt 148, 149, 150, 151
Syringomyelie 144

T
Tear-drop 167, 169
Thalassämie 105, 171
Trümmerwirbel 132
Tuberkulose 107, 109
Turriodontoideum 146

U
Übergangsanomalie 122

V
Vakuum 133, 117, 137
Venenkanal 104, 108
Verkalkung 115, 118, 137
Vertebra plana 172
Vertebralisation 122

W
Wabenwirbel 124
Wachstumslinien 104
Weichteile 113, 168
Wiesmayer 108
Wirbel
 – blinder 130, 132
 – einäugiger 130, 132
 – Rahmen 128
 – retikulärer 124
 – Sandwich 161
Wirbelanisokorie 130
Wirbelblöcke (Gesetz) 112
Wirbelbogen 102
Wirbelkanal 112
 – Erweiterung 112
 – Stenose 112
Wirbelkörper 102
Wurzel 103

Z
Zuverlässigkeit 105
Zwischenstück 102
Zwischenwirbelraum 102, 106, 109, 110
Zyste 120, 121, 139, 148, 163

A. Wackenheim

Neuroradiologie

Schädel – Wirbelsäule – Gehirn –
Rückenmark – Nervenwurzeln

Übersetzt aus dem Französischen von
R. Naegelein

1980. 28 Abbildungen. X, 144 Seiten
(Heidelberger Taschenbücher, Band 206)
ISBN 3-540-10078-4

Inhaltsübersicht: Untersuchungsmethoden der Neuroradiologie. – Indikation neurologischer Untersuchungen. – Schädel und Gehirn. – Die Wirbelsäule und ihr Inhalt. – Sachverzeichnis.

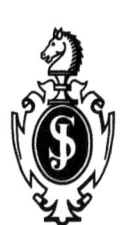

Springer-Verlag
Berlin
Heidelberg
New York

Das Taschenbuch bietet dem Studenten und Assistenten eine ausgezeichnete, durch viele Schemata illustrierte Einführung in die Grundlagen der Neuroradiologie. Der knappe und prägnante Text sowie die eindrucksvollen Abbildungen weisen sowohl dem Studenten als auch dem Assistenzarzt den Weg zur neurologischen Diagnose bei Erkrankungen in der Neurologie, Traumatologie, Neurochirurgie, Orthopädie und Rheumatologie.
Dabei kommt dem Taschenbuch die langjährige Lehrerfahrung des Autors zugute. Zur besseren Eingliederung in den Studentenunterricht wurden die einzelnen Kapitel auf die große Einteilung in der klinischen Medizin ausgerichtet.
Das Taschenbuch erscheint auch in französischer und spanischer Sprache.

K. Poeck
Neurologie
Ein Lehrbuch für Studierende und Ärzte
5., neubearbeitete Auflage. 1978. 91 Abbildungen, 26 Tabellen. XIV, 432 Seiten
DM 48,-. ISBN 3-540-08972-1

Inhaltsübersicht: Untersuchungsmethoden. - Die wichtigsten neurologischen Syndrome. -Akute Zirkulationsstörungen im ZNS. - Raumfordernde intracranielle Prozesse. - Raumfordernde spinale Prozesse. - Gefäßtumoren und Gefäßmißbildungen. - Die Epilepsien. - Nicht epileptische Anfälle. - Entzündliche Krankheiten des ZNS und seiner Häute. - Multiple Sklerose. - Lues des Zentralnervensystems. - Krankheiten der Stammganglien. - Traumatische Schädigungen des Zentralnervensystems und seiner Hüllen. - Präsenile und senile Abbauprozesse des Gehirns. - Stoffwechselbedingte dystrophische Prozesse des Zentralnervensystems. - Alkoholschäden und -krankheiten des Nervensystems. - Krankheiten des peripheren Nervensystems. - Systemkrankheiten des Zentralnervensystems. - Myopathien. - Paraneoplastische Syndrome. - Frühkindliche Schädigungen und Entwicklungsstörungen des Zentralnervensystems und seiner Hüllen. - Neurologische Störungen bei akuten und chronischen Arzneimittelvergiftungen. - Quellennachweis. - Sachverzeichnis.

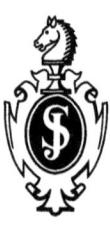

Springer-Verlag
Berlin
Heidelberg
New York

Radiologie
Begleittext zum Gegenstandskatalog für den ersten Abschnitt der ärztlichen Prüfung
Herausgeber: W. Wenz, H. Mönig
Unter Mitarbeit zahlreicher Fachwissenschaftler

2., neubearbeitete und erweiterte Auflage. 1980. 69 Abbildungen, 18 Tabellen.
XI, 164 Seiten
(Heidelberger Taschenbücher, Band 176)
DM 19,80. ISBN 3-540-10302-3

Inhaltsübersicht: Physikalische Grundlagen. - Biologische Grundlagen. - Grundlagen des Strahlenschutzes. - Röntgendiagnostische Verfahren und deren Aussagewert. - Nuklearmedizin. - Grundlagen zur Klinik der Strahlenbehandlung. - Sachverzeichnis.

Kursus: Radiologie und Strahlenschutz
Redaktion: J. Becker, H. M. Kuhn, W. Wenz, E. Willich
Mit Beiträgen zahlreicher Fachwissenschaftler

3., überarbeitete und erweiterte Auflage. 1981. 113 Abbildungen, 23 Tabellen.
X, 358 Seiten
(Heidelberger Taschenbücher, Band 112)
DM 24,80. ISBN 3-540-10441-0

Inhaltsübersicht: Physikalische Grundlagen. - Strahlenbiologie und Strahlenpathologie. - Röntgendiagnostik: Technische Grundlagen. Brustorgane. Verdauungsorgane. Harn- und Geschlechtsorgane. Skelett. Weichteile. Kontrastmitteluntersuchung des Herzens und Gefäßsystems. Zentralnervensystem, Schädel und Wirbelsäule. Computertomographie. - Strahlentherapie. - Nuklearmedizin. - Strahlenschutz. - Zeittafel zur Geschichte der Radiologie. - Literatur. - Sachverzeichnis.

MIX
Papier aus verantwortungsvollen Quellen
Paper from responsible sources
FSC® C105338

If you have any concerns about our products,
you can contact us on
ProductSafety@springernature.com

In case Publisher is established outside the EU,
the EU authorized representative is:
**Springer Nature Customer Service Center GmbH
Europaplatz 3, 69115 Heidelberg, Germany**

Printed by Libri Plureos GmbH
in Hamburg, Germany